国家重点研发计划"精准医学研究"重点专项（201
移动医疗网络的精准医疗综合服务示范体系建设与

健康医疗大数据
百问百答

张秀梅　主编

天津出版传媒集团

天津科学技术出版社

图书在版编目（ＣＩＰ）数据

健康医疗大数据百问百答 / 张秀梅主编 . -- 天津 ：
天津科学技术出版社，2021.6
　ISBN 978-7-5576-9475-3

　Ⅰ . ①健… Ⅱ . ①张… Ⅲ . ①医学 – 数据处理 – 问题
解答 Ⅳ . ① R319-44

中国版本图书馆 CIP 数据核字 (2021) 第 120683 号

健康医疗大数据百问百答
JIANKANG YILIAO DASHUJU BAIWENBAIDA
责任编辑：胡艳杰

出　　版：天津出版传媒集团
　　　　　天津科学技术出版社
地　　址：天津市西康路 35 号
邮　　编：300051
电　　话：（022）23332695
网　　址：www.tjkjcbs.com.cn
发　　行：新华书店经销
印　　刷：廊坊市鸿煊印刷有限公司

开本 880×1230　1/32　印张 6.5　字数 125 000
2022 年 10 月第 1 版第 1 次印刷
定价：58.00 元

编委会名单

主　编：张秀梅

副主编：杨风雷　毛　嫄

编　者：（按首字拼音排序）

陈　迪　陈清财　李敬华　倪　渊　瞿　佳

王换换　王宇星　吴　响　夏静波　张向阳

赵　萌　赵　强　周翔天

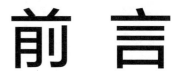

前　言

　　精准医学是一项高度交叉融合领域的实践，结合了现代医学的特点，特别是信息科学发展的知识体系，它体现了医学科学的发展趋势，代表了临床实验的发展方向，其核心任务是实现从大数据获取到临床诊疗应用的全过程研究。

　　精准医学的发展离不开健康医疗大数据的支撑，健康医疗大数据带给人们的不仅仅是最优的诊断和治疗计划，而且可通过对数据的挖掘和筛选，对人们未来生活方式的改变做出正确的指导。

　　建立完整的中国精准医学体系，理解、研究基因型、表型环境与生活方式之间的复杂关系，是一个长期复杂的过程，需要通过多学科的交叉，不断提升原始创新能力，加快精准医学创新成果的转化应用，同时也要进一步完善健康医疗大数据的体系建设，提高数据质量，完善健康医疗大数据的开放共享。

　　健康医疗大数据应用广泛，发展潜力巨大，在新药研发、精准用药、临床决策支持等领域，都发挥着不可或缺的作用。

　　本书内容分为十章，分别从健康医疗大数据的基础概念、采集与处理、资源存储与管理、挖掘分析、可视化、知识库、人工智能、自然语言处理、伦理规范、效益评估等方面提出了与健康医疗大数据相关的一系列问题，给出相应的科普性解答，并对健康医疗大数据未来的发展进行了展望。

第 1 章，健康医疗大数据基础概念，主要介绍健康医疗大数据的概念、特征、分类、应用价值、应用现状、应用挑战以及发展机遇与发展趋势。

第 2 章，健康医疗大数据采集与处理，主要介绍健康医疗大数据的来源、采集方式、常用工具、采集技术、清洗技术等内容。

第 3 章，健康医疗大数据资源存储与管理，主要介绍数据仓库、数据库构建、资源管理技术、分布式存储技术、信息化标准化体系、灾备技术等内容。

第 4 章，健康医疗大数据挖掘分析，主要介绍构建数据挖掘分析模型、数据挖掘方法、数据分类方法、数据聚类方法、知识挖掘方法等内容。

第 5 章，健康医疗大数据可视化，主要介绍数据可视化技术与应用、常用的数据可视化方法与工具、知识图谱技术的分析应用、移动物联技术的应用、可视化技术应用的优势和局限等内容。

第 6 章，健康医疗大数据与知识库，主要介绍健康医疗知识库的概念，数据库类型，疾病－基因、基因－药物、疾病－药品数据库，以及知识库的应用等内容。

第 7 章，健康医疗大数据与人工智能，主要介绍健康医疗大数据与人工智能的关系，人工智能在健康医疗大数据的应用现状、关键技术、应用场景、热点领域以及应用前景。

第8章，健康医疗大数据与自然语言处理，主要介绍自然语言处理的概念、基本任务，自然语言处理应用于健康医疗大数据的场景、技术优势和局限。

第9章，健康医疗大数据相关伦理规范，主要介绍健康医疗大数据的伦理挑战、遵循的伦理原则、个人健康敏感数据隐私保护技术、远程医疗的伦理规范等内容。

第10章，健康医疗大数据服务的效益评估，主要介绍健康医疗大数据的效益评估、评估原则、构建评估体系、实施效益评估、效益评估结果解读等内容。

目　录

第 1 章

第2章
健康医疗大数据采集与处理·······················015

第 3 章
健康医疗大数据资源存储与管理…………………… **033**

第 4 章
健康医疗大数据挖掘分析……………………………… **049**

第5章
健康医疗大数据可视化 ………………………………… 062

第6章

健康医疗大数据与知识库 ············· 105

第7章

健康医疗大数据与人工智能 ············· 130

第 8 章
健康医疗大数据与自然语言处理………………… 143

第 9 章
健康医疗大数据相关伦理规范………………… 164

第 10 章
健康医疗大数据服务的效益评估……………… 183

第 1 章

健康医疗大数据基础概念

一、大数据的概念是什么？

大数据是由巨型数据集组成，这些数据集大小一般超出人类在可接受时间下的收集、存储、管理和处理能力。大数据的量级经常改变，截至 2012 年，单一数据集的大小从数太字节（TB）至数十兆亿字节（PB）不等。

在一份 2001 年的研究与相关的演讲中，麦塔集团（META Group，现为高德纳）分析员道格·莱尼（Doug Laney）指出大数据的挑战和机遇有三个方向：量（volume，数据大小）、速（velocity，数据输入输出的速度）与多变（variety，多样性），合称"3V"或"3Vs"。高德纳与现在大部分海量数据产业中的公司，都继续使用 3V 来描述大数据。高德纳于 2012 年修改对大数据的定义："大数据是大量、高速和多变的信息资产，它需要新型的处理方式去促成更强的决策能力、洞察力与最优化处理。"另外，有机构在 3V 之外定义第 4 个 V：真实性（veracity）。

大数据必须借由计算机对数据进行统计、比对、解析方能得出客观结果。美国在 2012 年就开始着手海量数据相关工作，奥巴马更在同年投入 2 亿美元用于在海量数据的开发，更强调大数据会是未来的石油。数据挖掘（data mining）则是探讨解析海量数据的方法。

大数据需要特殊的技术，以有效地处理大容量的数据。适用于特殊大数据的技术，包括大规模并行处理（MPP）数据库、数据挖掘、分布式文件系统、分布式数据库、云计算平台、互联网和可扩展的存储系统等。

二、大数据的特征是什么？

大数据具有如下特征。

1. 数据量（volume） 生成和存储的数据量。数据的大小决定了数据的价值和潜在价值，以及它是否可以被视为大数据。

2. 多样性（variety） 多样性指数据的类型和性质，大数据从文本、图像、音频、视频中提取，有助于人们有效地分析数据潜在价值。

3. 速度（velocity） 数据生成和处理数据的速度。大数据通常是实时可用的。与传统数据相比，大数据的产生更为连续。与大数据相关的两种速度是生成频率和处理、记录和发布的频率。

4. 真实性（veracity） 这是对大数据的扩展定义，指的是数据质量和数据价值。数据采集的质量可能会有很大差别，以致影响分析数据的准确性。

三、健康医疗大数据的概念是什么？

　　"健康医疗大数据"是指从电子病历（EHR）、医疗成像、基因组测序、医疗帐单、药物研究、可穿戴设备和医疗设备等众多来源收集的丰富数据。它与用于决策的传统电子医疗和人类健康数据有三个特点：数据量非常大；移动速度很快，跨越了卫生行业庞大的数字世界；而且，由于数据来源多，其结构和性质变化很大，由于其格式、类型和内容的多样性，很难将大型医疗数据合并到传统数据库中，因此对如何有效处理健康医疗大数据提出了巨大挑战。

四、健康医疗大数据的特征是什么？

　　健康医疗大数据除了具有传统大数据的大量性、多样性、快速性之外，由于医疗行业的特殊性，使其还具有海量性、复杂性、精确性及安全性，同时由于医疗信息化建设的历史导致了异构性和封闭性。

　　1. 海量性　2011 年，美国的医疗健康系统数据量就达到了 150 EB。医疗卫生机构除了传统临床和检验中产生的数据之外，随着物联网技术的发展，能够实现所有物物相连，比如便携式医疗设备上二维码标签所产生的数据，这些物品的数据相比传统的数据量要大得多。加之各种健身、健康可穿戴设备的出现，使得血压、心率、体重、血糖、心电图（ECG）等的监测都变为现实和可能，信息获取和分析的速度也从原来的按"天"计算，发展到按"小时"，按"秒"计算。此外，基因数据也是庞大的存在，一次全面的基因测序，产生的个人数据达到300 GB。现实中，单一平台数据量巨大，通常要包含1 000万以上个人用户的各种医疗健康数据。

2. 复杂性　医疗领域包含了大量的医学专业用语，仅疾病名称就包括5万多种，另外还有数以万计的诊断、手术和药物名称，以及大量影像、医嘱等非结构化数据。由于医疗数据是不同临床诊疗服务过程中的产物，因此数据之间关系复杂，且易受到不同因素的影响，致使某些数据带有偏倚性。医院之间也存在诸多差别，如患者的个体特性和疾病程度、医院的诊断和治疗水平、医疗数据的记录和编码水平等。即使是同一个描述形式，其语法和含义上也不尽相同，更加导致数据的复杂性。

3. 精确性　医疗行业数据与人的健康、疾病和生命息息相关，任何失误都可能导致错误结论，并进一步误导临床诊治工作，对临床实践造成巨大损害。因此在处理数据时必须保证数据完整性和约束完整性。数据完整性指数据的正确性、一致性和相容性。约束完整性指数据与数据之间的关联关系，是表征数据间逻辑的唯一特征。保证约束完整性是数据发布和数据交换的前提，可方便数据处理过程，提高效率。

4. 安全性　医疗数据除了包含患者隐私信息，也包含了大量关于医院运转、诊疗方法、药物疗效等信息。这些信息一般都较敏感，某些可能会涉及商业利益，因此目前存在的问题主要是医疗机构不愿意公开数据，而某些可进行数据处理的部门没有数据。

5. 异构性（多样性）　由异构问题导致了数据的多样性，主要包括数据源的异构、管理系统的异构及所采用标准的异构。综合健康服务平台数据来源广泛，包括医院、独立体检机构、社区卫生服务机构、区域医疗信息平台、第三方检测机构、新农合、医保社保、个人用户和网络等，且主要产生自制药企业或生命科学、临床医疗或实验室数据、费用报销或利用率、健康管理或社交网络中。平台数据内容多样，包括病史、体格检查、理化检查、居民基本健康档案、各类个人信息和网页等，涉及的数据源类型多样，有结构化数据、半结构化和非结构化数据。管理系统的异构既有管理系统所运行操作系统、采用数据库的不同，还有不同的管理系统采用不同技术的异构；所采用的标准目前主要有 HL7、DCOM 接口等。

6.封闭性 各独立的自治系统导致了信息孤岛，进而所产生出的数据只适合在该系统内部使用，每个不同的医疗机构都自成一个体系，是一个独立运行的实体，导致数据无法共享。制订统一的数据表示方式或采用某种统一的方法对其进行封装，才能实现统一的处理，最终实现全国范围内系统之间的互联互通。所有这些特性使得医疗大数据工作者在具体实践中面临巨大的挑战。

五、健康医疗大数据有哪些分类？

健康医疗大数据是大数据在医疗领域的一个分支，是指在与人类健康相关的活动中产生的与生命健康和医疗有关的数据，医疗健康大数据可以分为临床大数据、健康大数据、生物大数据、运营大数据，在临床科研、公共卫生、行业治理、管理决策、惠民服务和产业发展等方面影响着整个医疗行业。

六、健康医疗大数据的应用价值是什么?

健康医疗大数据具有以下应用价值。

1. 诊断学 应用数据挖掘和大数据分析确定病因。

2. 预防医学 通过遗传、生活方式和社会环境的预测分析和数据分析预防疾病。

3. 精准医学 利用健康医疗大数据开展个性化精准医护。

4. 医学研究 开展健康医疗大数据驱动的医学和药理学研究,以治愈疾病并发现新的治疗方法和药物。

5. 减少药物不良事件 利用大数据发现药物潜在的不良反应。

6. 降低医疗成本 健康医疗大数据能够识别并提高患者治疗效果的价值,从而降低医疗费用。

7. 公共健康 监测健康医疗大数据,确定基于人口统计学、地理位置、社会经济状况、疾病发展趋势的健康战略。

七、我国健康医疗大数据的应用现状是什么?

1. 健康医疗大数据已上升为国家战略

健康医疗大数据已上升为国家战略,国家正从战略规划、技术能力及应用与管理三个层面积极落实推进大数据发展政策。从 2015 年起国家陆续出台了一些关于大数据的文件：《国务院关于积极推进"互联网＋"行动的指导意见》、《国务院关于印发促进大数据发展行动纲要的通知》；2016 年国家更进一步出台了《国务院办公厅关于促进和规范健康医疗大数据应用发展的指导意见》；2017 年 10 月党的十九大报告中习近平总书记提出"实施健康中国战略"；2018 年根据《"健康中国 2030"规划纲要》和《国务院关于积极推进"互联网＋"行动的指导意见》，为推进实施健康中国战略发布了《国务院办公厅关于促进"互联网＋医疗健康"发展的意见》，进一步规范和推动健康医疗大数据的发展。

2. 我国已初步建立健康医疗数据库

我国已初步建立健康医疗数据库，形成人口健康信息化体系，并在信息技术结合医学研究、健康管理等领域卓有成效。人口基础数据库建设取得新进展，居民健康档案和电子病历覆盖面显著提高，区域性健康医疗大数据初具雏形，市、县级居民电子健康档案数据库基本建设完成。

3. 健康医疗大数据主要专注于数据采集

由于国内数字化起步较晚，很多企业目前主要侧重解决数据采集问题，着力于通过统一的数据标准，将健康医疗数据结构化。相对而言，目前在数据挖掘及分析方面的能力尚有距离，数据分析的平台化能力较弱，更多集中在单一方向，价值呈现与价值流转没有形成生态循环。

八、我国健康医疗大数据应用的挑战是什么？

我国医学"重临床、轻数据"的现象比较普遍，医疗数据呈现出数量大（因为人口基数大）、质量差的特征，缺乏统一标准，医疗机构间数据孤岛等问题，在很大程度上滞后了健康医疗大数据的发展。

1. 打通信息孤岛达到互联互通　我国医疗行业在快速发展的同时，各医院间、科室间数据孤岛现象严重，使得健康医疗数据的运用困难重重。需要政府加大基础网络设施的建设，并且鼓励各医疗机构建立健康医疗大数据的相关技术体系，畅通资源共享渠道，依托政务网构建横向到边、纵向到底的健康医疗信息网络，进一步在国家层面建立全民健康医疗大数据的收集、应用体系。

2. 保障数据安全可控　在健康医疗大数据的应用和发展过程中，数据安全要放在首要位置，需要相关制度的保障和切实有效地落实，尤其是在规章制度的完善和建设上，汲取国外的经验，对数据安全的保护纳入法律范围之内。

健康医疗大数据与个人隐私密切相关，在法律法规层面，国家要明确相关立法，使得大数据在应用的过程中权责明晰，不让数据利益相关人的权利受到损害。在医疗健康大数据的使用中，要明确相关的程序和监管责任，明确各环节的管理义务。

3. 缺乏高素质水平的专业人才队伍　目前我国医疗卫生信息化水平与国外发达国家存在较大的差距，其中最主要的原因是缺乏高素质水平的专业人才队伍。我国在健康医疗大数据的应用上还处在初始阶段，整个医疗领域缺乏医疗业务水平强、现代技术过硬的复合型人才。

4. 数据共享过程缺乏行业标准规范　在确保健康医疗大数据收集环节的广泛、多样、真实互联后，还应将采集数据标准和规范进行统一和完善，对大数据技术和管理等方面进行规范化和标准化。

5. 健康医疗大数据应用需求尚未充分挖掘　健康医疗大数据的挖掘分析，需要有需求的引导，目前健康医疗大数据应用的需求还未充分展现出来，如在卫生管理和卫生决策中的应用仍未充分发掘。

在政府层面，需要制定配套制度并完善相关法律，由政府主导梳理和建立健康医疗数据目录，并将大数据进行分级、分类、分地域和分专业的编制，将横向大数据和关于个人的纵向大数据整合，并进行针对居民的个性化医疗服务，以及针对医疗研究横向大数据的应用，不断拓宽健康医疗大数据的应用范围。

九、健康医疗大数据的发展趋势是什么？

健康医疗数据包括健康管理信息和临床医疗信息，从广度、深度及时间等维度扩展后都可以形成健康医疗大数据。在广度方面，依据一定的标准可以将孤立的科室或医院数据在区域或者行业内链接，这对于行业发展、国家的供给侧改革和卫生管理等方面都有重要意义。在深度方面，现在临床采集的医疗数据基本上是单一层次的，大部分医疗信息孤立而很少发生关联。随着传感器技术的发展和数据处理能力的提高，之前不能采集或者不好采集的临床数据及基因分析等都可以纳入个人健康医疗大数据中，拓展现在医疗数据的范畴。在时间维度上，现有离散和孤立的医疗和健康数据可以通过技术手段连续采集并处理，在其他信息技术如人工智能的支持下形成实时健康数据分析，真正实现"未病先治"的目标。

由于健康医疗领域的特点，现在健康医疗大数据的信息大部分还是离散、非结构化而难以理解和应用的，人工处理的代价过高而很难实际进行。不过，随着新一代信息技术的快速发展和医学信息技术的不断完善，新一代的健康医疗大数据已经呼之欲出，应该是数据源内涵丰富、外部接口简洁易联、组织层次丰富而稳定的新结构体，这样的健康医疗大数据将为人类提供更好的医学服务。

十、健康医疗大数据应用发展机遇是什么？

未来医疗机构将更多地采用健康医疗大数据，因为它将变得更加重要。健康医疗大数据将使医疗行业应用更加智能化和集成化。此外，随着可穿戴技术和物联网的普及，健康医疗数据量将持续增长。通过可穿戴技术和物联网进行持续的患者监测将成为标准，并将为健康医疗大数据增加大量信息。有了这些信息，人们可以整合大量的健康医疗数据，以找出最适合患者的治疗方案。

陈迪，博士，中国康复研究中心康复信息研究所副所长，世卫组织国际分类家族中国合作中心专家。

参考文献：

[1] 黄宜华. 深入理解大数据：大数据处理与编程实践 [M].

北京：机械工业出版社 , 2014.

[2] Manyika J, Chui M, Brown B,et al. Big data: The next frontier for innovation, competition, and productivity [J]. Big Data, 2011: 1-143.

[3] 吴敏，甄天民，谷景亮，等 . 健康医疗大数据国内外发展及在卫生决策支持中的应用展望 [J]. 卫生软科学 , 2019, 33(2): 78-81, 91.

[4] 郑灵衢 . 论健康医疗大数据及应用 [J]. 中国市场 , 2018(28): 195-196.

[5] 杨朝晖，王心，徐香兰 . 医疗健康大数据分类及问题探讨 [J]. 卫生经济研究 , 2019, 36(3): 29-31.

[6] 许培海，黄匡时 . 我国健康医疗大数据的现状、问题及对策 [J]. 中国数字医学 , 2017(5): 24-26.

[7] 俞国培，包小源，黄新霆，等 . 医疗健康大数据的种类、性质及有关问题 [J]. 医学信息学杂志 , 2014, 35(6):9-12.

[8] 张振，周毅，杜守洪，等 . 医疗大数据及其面临的机遇与挑战 [J]. 医学信息学杂志 , 2014, 35(6)：2-8.

[9] 李国杰，程学旗 . 大数据研究 : 未来科技及经济社会发展的重大战略领域——大数据的研究现状与科学思考 [J]. 中国科学院院刊 , 2012(6):647-657.

第 2 章

健康医疗大数据采集与处理

一、健康医疗大数据包括哪些来源？

健康医疗大数据是人类与医疗及生命健康相关的活动过程中产生的数据集合。在来源上可以分为健康医疗业务系统数据（包括医院信息系统和区域卫生信息系统等）、物联网设备数据（包括心电数据、生命体征参数、运动健康等）、生物医学数据（包括基因组数据和蛋白质组数据等）、互联网数据（包括健康资讯和健康论坛等）类型。在数据格式上可分为结构化、非结构化和半结构化数据等类型。

医院信息系统 (hospital information system，HIS) 包括临床信息系统 (clinical information system，CIS)、实验室信息系统 (laboratory information system，LIS)、放射信息管理系统 (radiology information system，RIS)、医学影像归档和通信系统 (picture archiving and communication system，PACS) 和电子病例系统 (electronic medical record system，EMRS) 等信息系统。

区域卫生信息系统主要来源于卫生计生部门的医院、公共卫生机构、计生机构、基层医疗卫生机构等区域人口健康信息，具有来源广泛、种类繁多、信息量大、存储分散等特点。区域人口健康信息平台主要包括医疗服务信息、公共卫生信息和卫生计生管理信息三类。

互联网和物联网设备数据主要是用户对健康网站的浏览、寻医问药、购药等操作所产生的数据，以及在用户知情情况下使用移动医疗产品与健康监控设备等便携化的生理设备所产生的数据。

生物医学数据主要是通过基因检测技术获得的主要基因信息包括基因标识符、名称、物种来源、基因组上的位置、相关核酸、RNA、蛋白质、基因间的相互作用、标记位点、表观遗传学信息等；分为高通量基因组序列（high throughput genomic sequences，HTG）、表达序列标记（expressed sequence tags，EST）、序列标记位点（sequence tagged sites，STS）和基因组概览序列（genome survey sequences，GSS）四类。

二、健康医疗大数据包括哪些类型？

健康医疗大数据主要包括医院医疗大数据、区域卫生服务平台医疗健康大数据、疾病监测大数据、自我量化大数据（个人身体体征和自我量化数据，包括血压、心脏、血糖、呼吸、睡眠、体育锻炼等信息）、网络大数据、生物大数据等。

三、什么是生物组学大数据？

生物组学大数据是从多个组学数据入手，系统地研究各种生物大分子之间的相互作用，从整体的视角分析和阐释疾病的发生发展机制，研发疾病诊断和治疗的新方法。组学大数据主要包括基因组学、表观基因组学、转录组学、蛋白质组学、代谢组学、宏基因组学等，各组学研究他们各自及彼此之间的关系。

基因组学（genomics）是以基因组内全部基因为研究对象，解析不同基因的结构、基因与基因相互关系及基因与功能的科学。基因组学的研究包括结构基因组学和功能基因组学。

表观基因组学（epigenomics）是指在整个基因组水平上研究表观修饰的学科。表观遗传学主要研究遗传信息从基因组到转录组过程的调控方式，主要分为基因选择性转录表达调控和基因转录后调控两类。

转录组（transcriptome）是指特定的组织或者细胞在某一特定的阶段或功能状态下转录出来的所有 RNA 的总和。转录组学（transcriptomics）是指在 RNA 水平研究基因表达情况的学科。

蛋白质组学 (proteomics) 主要是在蛋白质的表达水平、翻译后的修饰、蛋白与蛋白互作等特征进行研究，从蛋白质的整体水平上认识生命活动的规律，蛋白质组学的研究主要包括结构蛋白质组学和功能蛋白质组学两方面。

代谢组学（metabolomics）主要通过对某一生物体或细胞在特定阶段时所有的小分子量代谢产物进行定性和定量分析后寻找不同代谢物与各类生理、病理变化的关系，代谢组学的研究方法主要分为代谢物指纹分析和代谢轮廓分析两种。

宏基因组学（metagenomics）又称为微生物环境基因组学或元基因组学，它以环境中所有微生物的全部遗传物质为研究对象，利用基因组学的研究方法与策略，研究特定生态环境中生态群体的遗传组成、群落功能及基因功能和相互作用。

四、什么是生物样本库大数据？

生物样本库大数据是从多个生物样本库数据入手，系统地研究各种生物样本之间的相互关联和相互作用，从生物材料的角度分析和阐释疾病的发生规律。生物样本库又

称生物银行 (biobank)，主要是指标准化收集、处理、储存健康的或疾病生物体的生物分子、细胞、组织和器官等样本 (包括人体器官组织、全血、血浆、血清、生物体液或经处理过的生物样本，如 DNA、RNA、蛋白等)，以及与这些生物样本相关的临床、病理、治疗、随访、知情同意等资料，集生物材料和相关信息于一体的应用系统。这一系统的工作还包括整个工作流程的质量控制、信息管理及材料和数据的应用等。

五、什么是临床科研大数据？

临床科研大数据主要通过业务系统获得数据。主要从以下五种大数据获得。①临床数据：它是医疗卫生信息化中比重最大的，也是临床科研所需要的重要数据。包括 HIS（患者基本信息、门诊挂号信息、住院出院信息等）、CIS（电子医嘱、电子病历、病案首页、出院小结等）、LIS（检验报告等）、RIS/PACS(检查报告和医学影像等)。②体检数据：对于没有看病的人群，体检是重要的横断面数据，如检验报告、检查报告、问卷评估等。③公共卫生和基层卫生信息系统覆盖全生命周期的重要事件，如出生、死亡，是随访和结局数据的重要来源，如出生登记、疾病筛查、疾病报告、疾病登记、疾病管理、死因登记。④移动互联网+健康物联网上的健康数据：近几年随着移动互联网和健康物联网的发展，具备了对个人日常数据采集的能力。个人自我健康管理/疾病管理，包括体征、运动、睡眠、饮食等重要的日常健康数据。⑤生命组学数据：这类数据可以提供病因学依据，是开展精准医学的基础，包括基因测序等。

六、什么是电子病历大数据？

电子病历是医务人员利用计算机等电子技术对病历文书记录进行无纸化保存和存档，是一个基于特定系统的电子化患者记录，拥有供用户访问全面精确的数据资源、警示与临床决策支持系统的能力。包含了定量数据（如实验室检查报告），定性资料（如病史、病程的文字记录）及诸如医嘱单等业务系统数据。电子病历大数据就是对电子病历数据进行智能分析，挖掘出病历潜在的医学用途。医生能从以往的病历中挖掘出新的诊断方法、新的诊疗手段，能更准确地对患者进行疾病确诊。电子病历大数据主要包含患者在医院诊断治疗全过程原始记录，数据来源于医院，其商业化价值最高。特点：数据量大、速度快、类型多样、价值巨大。作用：加强医疗安全保障，缓解医疗费用支出压力；提高医疗卫生领域的资源利用率，推动医疗信息化建设；提高公共医疗卫生服务效率；使临床诊断更精准高效。

七、什么是医学影像大数据？

医学影像大数据是健康医疗大数据的主要数据来源。它是从医疗过程中产生的，以医学影像为主的海量医疗数据，采用大数据技术对医学影像进行采集存储和分析处理来提高医学影像利用效率。医学影像信息被数字化、数据化后形成了丰富多样的、存储量庞大的医学大数据，主要是由 DR、CT、MR、DSA、PET、超声、内镜、病理设备等医学影像设备产生并存储在 PACS 系统内的大规模、高增速、多结构、高价值和真实准确的影像数据集合。

八、什么是临床检验大数据？

医院的临床检验科是产生血、尿等实验室数据的主要科室，是获得患者在医院治疗的第一手临床数据，能够直接指导临床诊断与决策。随着实验室信息管理系统的普及，医学检验科的检测数据每天增加百兆字节或千兆字节，若把这些数据，用来进一步的挖掘和分析，可能找出有价值的知识和规律。临床检验大数据是对患者的检验大数据进行精准分析，分析患者的体征、制定治疗方案，分析疗效数据，避免过度医疗。临床检验大数据可用于疾病趋势预测，利用大数据合理科学地制订参考区间，也可应用于室内质量控制、关联分析及聚类分析等。

九、什么是健康管理大数据？

健康管理大数据通过采集和整合区域内多源异构的医疗健康相关数据，建立健康管理大数据中心，利用大数据的集成、存储、计算、分析等技术，对医疗健康相关的数据进行统一的处理，并且向各类大数据应用系统发布数据，实现对医疗健康数据资源的全面利用，满足区域内居民、医疗卫生专业人员、卫生行政管理人员、健康服务产业从业人员数据分析、趋势预测、决策支持等多种信息服务的需求。健康管理大数据的整合再利用对于身体状况监测、疾病预防和健康趋势分析都具有积极的意义。

十、健康医疗大数据采集方式有哪些?

根据数据源、数据属性等因素,可把健康医疗大数据分为:就诊数据、个人生物数据、医学文献数据、公共卫生数据、管理信息数据、行业发展数据等。

健康医疗大数据基于采集方式和采集路径可分如下三种。

1. 离线采集 离线采集就是研究人员通过医疗机构内部电子病历系统 HIS 抽取部分信息用于科研分析,政府通过公共平台采集各医院的死亡率、感染率等,但此类数据采集面临各机构数据保护、各系统接口不一、各数据名称不标准的现状。

2. 实时采集 实时采集是指利用各种电子检测设备产生的数据。实时采集快速高效,但是对网络资源和计算资源需求大,对数据稳定性要求高。

3. 网络采集 网络采集是指通过爬取社交平台数据来预测流行病的发展及趋势预测、通过爬取行业信息及交易数据来预测行业发展状况,这类数据往往存在很多噪声,且数据可信度低,数据不够精确等。

十一、常用的 ETL 工具有哪些？

ETL［extract（抽取）、transform（转换）、load（加载）］是用来描述将数据从来源端经过抽取、转换、加载至目的端的过程。常见工具如下。

1.IBM WebSphere Datastage(下 面 简 称 为 Datastage) DataStage 是 IBM 提供的一种数据集成软件平台，为整个 ETL 过程提供了图形化开发环境。它是一个集成工具，可简化和自动化处理多个数据源的数据提取、转化和维护过程，并将它们导入数据集或者数据仓库，它是目前使用比较广泛的工具之一。

2.Informatica Power Center Informatica Power Center 是 Informatics 公司开发的世界级的企业数据集成平台。Informatica Power Center 提供了一个非编码的图形化设计工具，用于用户调试使用，具有功能强大的数据集成引擎，在内存中执行数据抽取、转换、整合、装载等所有功能，开发人员不需要手工编写这些过程的代码。引擎是元数据驱动的，通过知识库和引擎的配对管理，可以确保数据集成过程得到最佳实施。

3.Kettle Kettle 是一款开源免费的 ETL 工具，可以

用来管理来自不同数据库的数据源，可运行在 Windows、Linux、Unix 之上。Kettle 中文名称叫水壶，是希望把各种数据放到一个壶里，然后以一种指定的格式流出来。该软件是在 Java 平台上开发的，除了 web server 以外，它还包括报表、图表、数据挖掘等商业智能的相关工具。

十二、互联网数据采集技术主要有哪些？

互联网上的信息多种多样，数据的格式也多种多样，这样的数据一般是通过网络爬虫对所需数据进行一个定制化的采集，针对不同的网站建立不同的采集模板。

1. 实时数据挖掘技术　互联网的大数据环境本身较为复杂，且针对不同的使用目的，会存在不同的实时数据挖掘技术。

2. 无线网络数据挖掘技术　网络结构日益复杂，主要体现在网元多、网络故障诊断、干扰用户体验因素等方面。无线网络数据挖掘模块能够针对网络中产生的各类日志文件、信令采集系统、计费信息、用户信息等，进行综合大数据分析，并通过统计和数据挖掘，生成报表。

3. 链接过滤技术　链接过滤的实质就是判断一个链接

（当前链接）是不是在一个链接合集（已经抓取过的链接）里面。在对网页大数据的采集中，可以采用布隆过滤器来实现对链接的过滤。

4.网络爬虫技术 网络爬虫技术是指为搜索引擎下载并存储网页的程序，它是搜索引擎和 web 缓存的主要的数据采集方式。通过网络爬虫或网站公开 API 等方式从网站上获取数据信息。该方法可以将非结构化数据从网页中抽取出来，将其存储为统一的本地数据文件，并以结构化的方式存储。它支持图片、音频、视频等文件或附件的采集，附件与正文可以自动关联。

十三、数据清洗关键技术有哪些?

数据清洗就是从数据源中转化不同格式的数据时，对可能出现的数据二义性、重复、不完整及违反业务规则等数据和记录，进行抽取、清洗错误数据和重复记录，即利用有关技术如记录匹配或者预定义的清洗规则等，从数据中检测和消除错误数据、不一致数据和重复记录，从而提高进入数据仓库的数据质量。数据清洗是保证数据质量的重要手段之一。关键技术主要如下。

1. 基于函数依赖的数据清洗技术 首先要建立数据库，数据库建立是数据清洗的重要过程，对数据的分析起到重要作用。其次是数据筛选，通过数据筛选对数据进行分类，有助于进行科学数据清洗。第三数据查找，利用数据库字段进行查找，提升查找效率，对数据之间的实际应用起到重要作用。最后数据清洗主要是通过字段之间的关联，对数据清洗。修复、挖掘、分析等都对提升数据清洗的效率起到重要作用。

2. 相似重复数据清洗技术 一般结合算法一起使用，对提高数据清洗的效率起到重要作用。基于排列合并算法是数据清洗技术中常用的算法。

3. 不完整数据清洗技术 主要针对的数据库字段是空值或错误字段。清洗过程中需要科学选择清洗方法结合其他数据分析技术进行科学清洗。

4. 不一致数据修复技术 在数据清洗中，要利用不一致数据修复技术使不一致数据符合完整性约束，进而保证数据质量。

十四、什么是条数据?

条数据是指某个行业或领域呈链条状串起来的数据，但这些数据被困在一个个孤立的条上，相互之间无法联系起来。条数据的特点为：领域单一、数据封闭、数据垄断，容易导致数据孤岛、数据资产垄断和数据预算失真。

十五、什么是块数据?

块数据是大数据发展的高级形式。在一个物理空间或者行政区域形成的，涉及人、事、物等各类数据的综合，相当于将各类"条数据"解构、交叉、融合。在块数据集合过程中，包含了数据空间的填充、数据空间的重构、集合过程的组构，以及组构过程中的集合，同时还有新数据的汇集和原有数据组合后的衍生数据。通过块数据的应用，可以挖掘出数据更高、更多的价值。

十六、为什么要从条数据整合成为块数据?

与条数据相比，块数据有四个特征：数据容量大，类型多，处理速度快，商业价值高。未来大数据发展趋势是"块数据"，即条数据在"块"上的汇聚和融合。块数据的价值在于通过数据的挖掘、分析，实现对事物规律的精准定位，甚至能够发现以往未能发现的新规律。块数据的融合不局限于某个特定的区域、场景和部门，而是打破了时空的限制，实现了自然要素和人文要素的融合。人类的每一个行踪和行为都会得到效率最大化的配置，整个社会的运转效率将得到极大的提升。因此，将条数据整合为块数据是时代发展的趋势。

十七、如何从条数据整合成为块数据？

条数据是分散的、独立的、碎片化的，将这些分散的、独立的、碎片化的条数据聚合在一起，开始产生"块"，这种"块"对物质、能量、要素、权力、意识进行解构和重构形成块数据。块数据就是以一个物理空间或行政区域形成的涉及人、事、物的各类数据的总和。块数据是大层面、大空间、各个领域融会贯通的数据。大数据时代人们获取信息的方式、交往方式、生活方式、意识形态、社会组织模式都将会发生深刻的变革，这种变革的本质就是解构。

每一次解构的结果都会产生新的重构，也就是条数据整合为块数据的过程。

作者：张向阳，空军特色医学中心空天医学总体论证研究室副主任，主任技师，专业技术 5 级。医学情报学硕士，空军高层次科技人才，《空军医学杂志》编辑部主任。

参考文献

［1］国务院办公厅.国务院办公厅关于促进和规范健康医疗大数据应用发展的指导意见. http://www.gov.cn/zhengce/content/2016-06/24/content_5085091.htm

［2］健康大数据产业发展研究 [J]. 智慧健康 ,2016,2(05):1-13

［3］杨朝晖，王心，徐香兰.医疗健康大数据分类及问题探讨 [J]. 卫生经济研究 ,2019,36(03):29-31.

［4］中国健康医疗大数据白皮书 _ 百度文库 https://wenku.baidu.com/view/bc3326ff66ec102de2bd960590c69ec3d4bbdb68.html

［5］董尔丹，胡海，俞文华.生物样本库是生物医学研究的重要基础 [J]. 中国科学：生命科学 ,2015, 45(4):359-370

［6］吴炯，潘柏申.检验"大数据"，我们准备好了吗？ [J]. 中华检验医学杂志 ,2017,40(1):1-3.

［7］张戈，彭亚标，欧爱华等.基于健康医疗大数据特征的采集与分类方法研究 [J]. 临床医药文献电子杂

志 ,2020,7(23):180+194.

[8] 王亮 . 互联网大数据采集与处理技术要点 [J]. 大科技 ,2016,(33):254-255.

[9] 金雯婷 , 张松 . 互联网大数据采集与处理的关键技术研究 [J]. 中国金融电脑 ,2014(11):70-73.

[10] 包从剑 . 数据清洗的若干关键技术研究 [D]. 江苏大学 ,2007.

[11] 刘政宇 . 基于大数据的数据清洗技术及运用 [J]. 数字技术与应用 ,2019,37(04):92+94.

[12] 金小桃 . 健康医疗大数据技术与应用 [M]. 北京：人民卫生出版社，2019.

[13] 金小桃 . 健康医疗大数据 [M]. 北京：人民卫生出版社，2018.

[14] 谭志明 . 健康医疗大数据与人工智能 [M]. 广州：华南理工大学出版社，2019.

第 3 章

健康医疗大数据资源存储与管理

一、什么是 Hadoop 大数据平台技术？

将大量（大）数据加载到即使是最强大的计算集群的内存中也不是处理大数据的有效方法，因此，分析复杂海量大数据的最佳逻辑方法是在多个节点上并行分布和处理。然而，数据的规模通常是如此之大，以至于需要数千台计算机在合理的时间内分发和完成处理。在处理成百上千个节点时，必须处理诸如如何并行化计算、分发数据和处理失败之类的问题。为此，最流行的开源分布式应用程序之一是 Hadoop。

Hadoop 实现了 MapReduce 算法来处理和生成大型数据集。MapReduce 使用 map 和 reduce 算法将输入中的每个逻辑记录映射到一组中间键 /（值）中，并将共享同一键的所有值组合在一起。它有效地并行计算，处理故障，并跨大规模机器集群调度机器间的通信。

Hadoop 分布式文件系统（HDFS）是一个文件系统组件，它在构成集群的各个节点上提供可伸缩、高效和基于副本的数据存储。Hadoop 还有其他增强存储和处理组件的工具，因此许多大公司，如雅虎、Facebook 和其他公司都采用了它。许多大型项目都在实施 Hadoop，比如确定空气质量数据与哮喘入院之间的相关性，利用基因组和蛋白质组学数据开发药物。因此，健康医疗大数据分析将离不开 Hadoop 系统的应用。

二、什么是数据仓库？

按照数据仓库系统构造方面领衔设计师 William H.Inmon 的说法，数据仓库是一个面向主题的、集成的、时变的、非易失的数据集合，支持管理者的决策过程。这个简短而又全面的定义指出数据仓库的主要特征：面向主题的、集成的、时变的、非易失的。

面向主题的（subject-oriented）：数据仓库围绕一些重要的主题，如顾客、供应商、产品和销售组织。数据仓库关注决策者的数据建模和分析，而不是单位的日常操作和事务处理。因此数据仓库通常排除对于决策无用的数据，提供特定主题的简明视图。

集成的（integrated）：构造数据仓库是将多个异构数据源，如关系型数据库、一般文件和联机事务处理记录集成在一起。使用数据清理和数据集成技术，确保命名约定、编码结构、属性度量等的一致性。

时变的（time-variant）：数据仓库从历史的角度（如过去5～10年）提供信息。数据仓库中的关键结构都隐式地或显式地包含时间元素。

非易失的（nonvolatile）：数据仓库总是物理地分离存放数据，这些数据源于操作环境下的应用数据。由于这种分离，数据仓库不需要事务处理、恢复和并发控制机制。数据的易失性在于操作型系统是一次访问和处理一个记录，可以对操作环境中的数据进行更新。但是数据仓库中的数据呈现出非常不同的特性，数据仓库中的数据通常是一次载入和多次访问的，但在数据仓库环境中并不进行一般意义上的数据更新。通常，它只需要两种数据访问操作：数据的初始化装入和数据访问。

三、数据库构建有哪些类型？

数据库不仅仅有关系型数据库，还有键值（Key-Value）数据库、列存储数据库、文档数据库和搜索引擎等类型。下面主要简单介绍常见的数据库。

1. 关系型数据库 这种类型的数据库是最古老的数据库类型，关系型数据库模型是把复杂的数据结构归结为简单的二元关系（即二维表格形式），通常该表第一行为字段名称，描述该字段的作用，第二行是具体的数据。在定义该表时需要指定字段的名称及类型。在关系型数据库中，对数据的操作几乎全部建立在一个或多个关系表格上。在大型系统中通常有多个表，且表之间有各种关系。实际使用就是通过对这些关联的表格分类、合并、连接或选取等运算来实现数据库的管理。

2. 空间数据库 空间数据库是指地理信息系统在计算机物理存储介质上存储与应用相关地理空间数据总和，一般是以一系列特定结构文件的形式组织在存储介质之上的。由于传统的关系数据库在空间数据的表示、存储、管理、检索上存在许多缺陷，从而形成了空间数据库这一数据库研究领域。

3. 文本数据库 此类数据库可存放并获取文档，可以是 XML、JSON、BSON 等格式，这些文档具备可描述性（self-describing），呈现分层的树状结构（hierarchical tree data structure），可以包含映射表、集合和纯量值。数据库中的文档彼此相似，但不必完全相同。

四、大数据资源管理技术主要有哪些？

随着大数据高速发展，为解决不同问题，各种计算框架不断涌现，如离线处理框架 MapReduce、迭代式计算框架 Spark 和流处理框架 Storm 等。不同的框架各有所长，实际的生产环境中，常常将这些框架部署在统一的集群中，让它们共享集群的资源，并对资源进行统一管理，即统一资源管理与调度平台，典型的有 Mesos 和 YARN。

五、有哪些常用的分布式存储技术？

随着数字化转型的深入，海量数据对存储提出了新的要求。传统存储虽然有技术成熟、性能良好、可用性高等优点，但面对海量数据，其缺点也越来越明显，例如扩展性差、成本高等。为了克服上述缺点，满足海量数据的存储需求，市场上出现了分布式存储技术。

分布式存储系统，通常包括主控服务器、存储服务器以及多个客户端组成。其本质是将大量的文件，均匀分布到多个存储服务器上。

当前，分布式存储有多种实现技术，如 HDFS、Ceph、

GFS、Swift 等。在实际工作中，为了更好地引入分布式存储技术，我们需了解各种分布式存储技术的特点，以及各种技术的适用场景。

1.Ceph Ceph 最早起源于 Sage 就读博士期间的工作，成果于 2004 年发表，并随后贡献给开源社区。经过多年的发展之后，已得到众多云计算和存储厂商的支持，成为应用最广泛的开源分布式存储平台。

Ceph 根据场景可分为对象存储、块设备存储和文件存储。Ceph 相比其他分布式存储技术，其优点在于：它不单是存储，同时还充分利用了存储节点上的计算能力，在存储每一个数据时，都会通过计算得出该数据存储的位置，尽量将数据分布均衡。同时，由于采用了 CRUSH、HASH 等算法，使得它不存在传统的单点故障，且随着规模的扩大，性能并不会受到影响。

2.GFS GFS 是 google 的分布式文件存储系统，是专为存储海量搜索数据而设计的，是闭源的分布式文件系统。GFS 适用于大量的顺序读取和顺序追加，如大文件的读写。注重大文件的持续稳定带宽，而不是单次读写的延迟。

3.HDFS HDFS（hadoop distributed file system）是一个适合运行在通用硬件(commodity hardware)上的分布式文件

系统，是 Hadoop 的核心子项目，是基于批数据模式访问和处理超大文件的需求而开发的。该系统仿效了谷歌文件系统 (GFS)，是 GFS 的一个简化和开源版本。

4.Swift Swift 最初是由 Rackspace 公司开发的分布式对象存储服务，2010 年贡献给 Open Stack 开源社区。Swift 作为其最初的核心子项目之一，为其 Nova 子项目提供虚机镜像存储服务。

5.Lustre 分布式存储 Lustre 是基于 Linux 平台的开源集群（并行）文件系统，最早在 1999 年由皮特 · 布拉姆创建的集群文件系统公司（cluster file systems Inc.）开始研发，后由 HP、Intel、cluster file system 和美国能源部联合开发，2003 年正式开源，主要用于 HPC 超算领域。

六、如何构建健康医疗大数据信息标准化体系?

2018 年 9 月 15 日，国家卫生健康委员会研究制定了《国家健康医疗大数据标准、安全和服务管理办法 (试行)》（简称《管理办法》），《管理办法》明确健康医疗大数据的定义、内涵和外延，以及制定办法的目的依据、适用范围、遵循原则和总体思路等，并对医疗大数据信息标准化体系进行了规范。

《管理办法》明确了开展健康医疗大数据标准管理工作的原则，以及各级卫生健康行政部门的工作职责。提倡多方参与标准管理工作，完善健康医疗大数据标准管理平台，并对标准管理流程、激励约束机制、应用效果评估、开发与应用等做出规定。

标准是信息化建设的基础性制度。《管理办法》按照"政策引领、强化监督、分类指导、分级管理"的基本原则，加强健康医疗大数据标准管理工作。

《管理办法》提出，健康医疗大数据标准起草、审查及发布的程序和要求，按照国家和行业有关规定执行，同时，结合卫生健康行业实际提出了一些具体举措。

1. 标准制定方面　提倡多方参与协作，积极鼓励医疗卫生机构、科研院所、行业学会协会、社会团体和相关企业参与健康医疗大数据的标准制定工作。

2. 标准落地方面　各级卫生健康行政部门负责对健康医疗大数据标准的实施加强引导和监督，充分调动并发挥各级各类医疗卫生机构、相关企业等市场主体在标准应用实施中的积极性和主动性，通过建立激励约束机制推动标准的落地落实。

3. 标准管理方面　国家卫生健康委员会通过不断完善健康医疗大数据标准管理平台，以实现对健康医疗大数据标准开发与应用的动态管理。通过组织对健康医疗大数据标准应用的效果评估，推动实现对健康医疗大数据标准的制订、修订或废止等相关工作。

七、如何评估健康医疗大数据的质量？

随着大数据时代的到来，联合国欧洲经济委员会（United Nations Economic Commission for Europe，UNECE）、美国舆论研究学会（American Association for Public Opinion Research，AAPOR）等机构，针对经济、社会等领域的大数据建立了质量评估框架。然而，这些框架均缺乏上述关于健康医疗大数据相关特性的考量。为了更深入、细致、精准地评估健康医疗大数据质量，国内外众多机构、学者针对临床数据、科研数据等开发了众多质量评估方法。

目前，数据质量评估内容主要涵盖两方面：一方面，是否符合规范（conforming to specifications）；另一方面，是否满足使用者的期望（fitness for use）。

八、如何做健康医疗大数据的数据备份？常用的灾备技术？

健康医疗大数据是国家重要的基础性战略资源，针对健康医疗大数据的安全管理，国家卫生健康委员会（卫健委）明确了健康医疗大数据安全管理的范畴，要求责任单位建立健全相关安全管理制度、操作规程和技术规范，落实"一把手"负责制，加强安全保障体系建设，保障健康医疗大数据安全。涉及国家秘密的健康医疗大数据的安全、管理和使用等，按照国家有关保密规定执行。

在此背景下，2018 年 9 月 15 日卫健委在其官网发布了《国家健康医疗大数据标准、安全和服务管理办法（试行）》（《管理办法》）。《管理办法》规定责任单位需遵守的具体安全管理要求，需要建立可靠的数据容灾备份工作机制，定期进行备份和恢复检测，确保数据能够及时、完整、准确恢复，实现长期保存和历史数据的归档管理。

1. 主要的数据备份方式

（1）定期磁带备份：包括远程磁带库、光盘库备份和远程关键数据＋磁带备份。

（2）数据库备份：就是在与主数据库所在生产机相分

离的备份机上建立主数据库的一个拷贝。

（3）网络数据：这种方式是对生产系统的数据库数据和所需跟踪的重要目标文件的更新进行监控与跟踪，并将更新日志实时通过网络传送到备份系统，备份系统则根据日志对磁盘进行更新。

（4）远程镜像：通过高速光纤通道线路和磁盘控制技术将镜像磁盘延伸到远离生产机的地方，镜像磁盘数据与主磁盘数据完全一致，更新方式为同步或异步。

2. 常见的容灾技术措施

（1）实时复制：当主中心的数据库内容被修改时，备份中心的数据库内容实时地被修改，此种复制方式对网络可靠性要求高。

（2）定时复制：当主中心的数据库内容被修改时，备份中心的数据库内容会按照时间间隔，周期性地按照主中心的更新情况进行刷新，时间间隔可长（几天或几个月）可短（几分钟或几秒钟）。

（3）存储转发复制：当主中心的数据库内容被修改时，主中心的数据库服务器会先将修改操作 Log 存储于本地，待时机成熟再转发给备份中心。

九、健康医疗大数据相关的安全技术包括哪些方面?

健康医疗大数据平台为大数据在医疗信息领域的应用和发展提供了有力的支持保障。平台的安全体系建设则更加有利于健康医疗大数据的发展。涉及的关键技术有身份认证技术、数据隔离技术、访问控制技术及审计技术。

1. 身份认证技术　以口令为基础的认证技术、智能卡认证技术、密码认证技术、多因子认证技术。

2. 数据隔离技术

较为流行的有以下几种。

(1) 分离表架构:该方法中每个用户都拥有属于个人的数据库表,系统共享时只会共享相同的数据。

(2) 共享表架构:通过字段来确定数据之间的关系,系统共享时,相同的数据实例和数据库表也被共享。此架构在降低硬件成本的同时,极大地利用了数据实例的存储能力。缺点是复杂程度的增加,产生了高昂的容灾备份成本。

(3) 分离数据库架构:这种架构能够高效实现数据隔离和容灾备份,但是硬件成本也相对较高。

3. 访问控制技术　为降低安全风险,可根据用户的需求和数据的保密程度赋予用户和数据不同的等级权限。针对普通医疗数据的访问控制，可以通过属性加密和角色控制两种方法。而针对用户访问需求不明确的情况，出现了一种新型的风险自适应访问模型。

4. 安全审计　大数据处理平台也采用安全审计技术来对安全事件进行跟踪，以及时发现安全违规事件，便于进行安全事件追责。安全审计首先搜集原始的系统状态信息，然后将原始状态信息和已有的安全记录（包括已经发生的安全问题及其他类似系统发生的安全问题）进行汇总整理，以此为基础通过数理统计导出相应的结论，在结论分析基础上，制定安全等级，采取相应的安全应对措施，预防可能会发生的安全问题。目前大数据平台主要通过审计日志记录追踪平台中所有的数据操作。Hadoop 生态的几个常用组件都可以配置审计功能。

作者：陈迪，博士，中国康复研究中心康复信息研究所副所长，世卫组织国际分类家族中国合作中心专家。

参考文献：

[1] GORDON K. What is big data? [J]. Itnow, 2013, 55(3): 12-13.

[2] RAO B T, SRIDEVI N, REDDY V K, et al. Performance issues of heterogeneous hadoop clusters in cloud computing [J]. Global Journal of Computer Science and Technology, 2011, 6(8): 1-6.

[3] SHVACHKO K, KUANG H, RADIA S, et al. The hadoop distributed file system [C]// the 2010 IEEE 26th Symp. on Mass Storage Systems and Technologies (MSST). Nevada: IEEE, 2010: 1-10.

[4] VAVILAPALLI V K, MURTHY A C, DOUGLAS C, et al. Apache hadoop yarn: Yet another resource negotiator [C]// the 4th Annual Symp. on Cloud Computing. ACM Press, 2013: 1-16.

[5] BU Y, HOWE B, BALAZINSKA M, et al. HaLoop: efficient iterative data processing on large clusters [C]// the VLDB Endowment, 2010, 3(1-2): 285-296.

[6] XIN R S, GONZALEZ J E, FRANKLIN M J, et al. Graphx: a resilient distributed graph system on Spark [C]// the 1st Int'l Workshop on Graph Data Management Experiences and Systems. New York: ACM Press, 2013. 1-6.

[7] VEIGA J, EXPÓSITO R R, PARDO X C, et al. Performance evaluation of big data frameworks for large-scale data analytics [C]// the 2016 IEEE Int'l Conf. on Big Data. Washington: IEEE, 2016. 424-431.

[8] LEE H, KANG M, YOUN SB, et al. An experimental comparison of iterative MapReduce frameworks [C]// the 25th ACM Int'l on Conf. on Information and Knowledge Management. Indiana:

ACM Press, 2016: 2089-2094.

[9] SONG J, SUN Z Z, MAO K M, et al. Research advance on MapReduce based big data processing platforms and algorithms [J]. Ruan Jian Xue Bao/Journal of Software, 2017, 28(3): 514-543 (in Chinese with English abstract).

[10] 宋杰 , 孙宗哲 , 毛克明 , 等 . MapReduce 大数据处理平台与算法研究进展 [J]. 软件学报 , 2017, 28(3): 514–543.

第 4 章

健康医疗大数据挖掘分析

一、什么是数据挖掘？

数据挖掘是一门利用数据发现问题、解决问题的学科。具体来说，是通过对大型数据库中的数据进行探索、处理、分析或建模，自动发现有用信息并寻找规律的过程，主要包括准备数据、寻找规律和表示结果三个步骤。准备数据是指从相关数据库中选取所需的数据整合成数据集；寻找规律是指用人工智能、机器学习、统计学等技术寻找数据集中所含规律；表示结果是指用容易理解的方式表示规律，比如数据可视化。

二、什么是知识发现？

知识发现（knowledge discovery in database, KDD）是数据挖掘的一种广义说法，它是从各种信息中，根据不同需求获得知识的过程。其目的是向使用者屏蔽原始数据的烦琐细节，并从原始数据中提炼出有效的、新颖的、潜在且有用的知识，最后反馈给使用者。

典型的知识发现技术包括：或然性和最大可能性估计的贝叶斯理论、衰退分析、最近邻、决策树、K-聚类、关联规则挖掘、Web 和搜索引擎、数据仓库和联机分析处理、神经网络、遗传算法、模糊分类和聚类、粗糙分类和规则归纳等。

三、什么是术语库？

术语库也称术语数据库（terminology database），相当于一个自动化操作的词典，为满足用户的特殊需求而设计，一般按专业领域搜集术语，数据库中包括了与术语相关的资料单元。术语库建成后，按用户需要，以纸印本、缩微胶片、磁带等介质形式输出。它是术语标准化、词汇研究和机器翻译等的重要参考工具。

目前，术语库有 3 种类型：一是，面向翻译的，即双语或多语对照词表；二是，面向标准化的，这类术语库为每个术语标记严格的定义；三是，面向知识的，每个术语代表一个概念，对这些概念或概念网络的加工就是通向知识库的必经之路。

四、数据挖掘中的自然语言处理技术指什么？

自然语言处理（natural language processing, NLP）是一门融合计算机科学、人工智能和语言学为一体的科学，研究如何利用自然语言实现人与计算机之间进行有效通信的各种理论和方法。

NLP 以一种智能与高效的方式，对文本数据进行系统化分析、理解与信息提取的过程。通过使用 NLP 及它的组件，我们可以管理非常大块的文本数据，或者执行大量的自动化任务，并且解决各式各样的问题，如自动摘要、机器翻译、命名实体识别、关系提取、情感分析、语音识别以及主题分割等。

五、自然语言技术在健康医疗数据挖掘领域的应用有哪些？

自然语言技术在健康医疗领域的应用主要有文本挖掘、决策支持、信息提取、自动问答及医学影像流程信息分析，典型应用如下。

1. 文本挖掘　命名实体识别、关系抽取、文本分类、文本聚类、共现分析。

2. 决策支持 建立知识库、语言处理、临床决策支持等。

3. 信息提取 电子病历、医学文献、生物医学网络资源等。

4. 自动问答 基于传统搜索技术的问答、基于语义技术的问答等。

5. 医学影像的信息提取和分析 患者个体信息分析、患者群体信息分析、医学影像流程信息分析等。

六、如何构建健康医疗大数据挖掘分析模型?

健康医疗大数据挖掘分析模型的构建需要满足数据、算法及实际应用需求等多方面的条件。相比于传统的建模过程，面向健康医疗大数据的数据挖掘分析平台着重强调隐私保护效果、分析结果专业性及功能完整性。

高质量健康医疗数据库是构建模型的必要条件。由于医疗相关数据的收集与分析涉及大量敏感性隐私信息，因此所使用的数据收集模式及分析方法应考虑引用加密干扰机制，预防不可信第三方及其他非法攻击可能造成的隐私泄露风险。

核心分析算法及逻辑模式的确定是健康医疗大数据挖掘分析的核心环节。该过程包括数据清洗与预处理、逻辑关系的构建及算法的个性化调整等步骤。通过数据高效利用与合理的分析手段，实现对原始数据的标准化整合与准确的分析决策。

医疗需求是此类模型面临的重要挑战。医疗大数据的挖掘分析模型除必要的数据与内部算法外，还需考虑健康管理与医疗诊断相关的实际情况，纳入循证医学、预防医学等专业知识库，满足模型使用过程的高效性、使用体验的人性化及资源利用的最大化等多方面的要求。

七、常用的数据挖掘方法有哪些？

常用的数据挖掘方法有分类、回归分析、聚类、关联规则、特征分析、Web 数据挖掘等，这些方法从不同的角度对数据进行挖掘。

1. 分类　分类是指将数据对象的共同特点形成分类模式并将其划分为不同的类别；目的是通过分类模型，将数据库中的数据项映射到某个给定的类别中，用于预测数据对象的离散类别。主要分类方法有决策树、KNN 法 (K-nearest neighbor)、SVM 法、VSM 法、Bayes 法等。

2. 回归分析　统计预测模型，用以描述和评估因变量与一个或多个自变量之间的关系。反映的是数据库中属性值在时间上的特征，产生一个将数据项映射到一个实值预测变量的函数，发现变量或属性间的依赖关系。其主要研究问题包括数据序列的趋势特征、数据序列的预测及数据间的相关关系等。

3. 聚类　聚类是指根据数据的相似性和差异性将一组数据分为几个类别，属于同一类别的数据相似性很大，不同类别之间数据的相似性很小，跨类的数据关联性很低。与分类不同的是聚类不依靠给定的类别进行对象划分。

4. 关联规则　描述数据库中数据项之间所存在关系的规则，可以从一件事情的发生，来推测另外一件事情的发生，即隐藏在数据间的关联或相互关系，从而更好地了解和掌握事物的发展规律。关联规则的挖掘过程包括两个阶段：第一阶段是从海量原始数据中找出所有的高频项目组；第二阶段是从这些高频项目组中产生关联规则。

5. 特征分析　特征分析是指从一组数据中提取出关于数据的特征式，这些特征式表达了该数据集的总体特征。评价特征式有效性的方法有概率论、数理统计、信息论、

IR 领域的度量等。

6.Web 数据挖掘　Web 数据挖掘是指以 Web 上的半结构化和无结构文档为挖掘对象进行数据分析的一项综合技术。分为挖掘用户访问网站的行为模式、挖掘超链接背后的知识和从网页内容挖掘知识三种。

八、常用的数据分类方法主要有哪些？

常用的数据分类方法主要有逻辑回归、K- 近邻 (KNN)、决策树、贝叶斯、支持向量机 (SVM)、神经网络等，具体如下。

1. 逻辑回归　逻辑回归（logistic regression，LR）其实就是一种线性回归分析模型。线性回归就是通过一条直线区分不同的数据集。逻辑回归常用在二分类或二项分布问题上。

2.K- 近邻　K- 近邻（K-nearest neighbor，KNN）算法是通过计算不同特征值之间的距离进行分类。KNN 是指在一个样本空间中，找到与待分类样本特征值最相似的 K 个样本，这 K 个样本中属于哪个类别的数量最多，就将待分类样本判别为哪个类别。

3. 决策树　决策树是一种树形结构的分类模型。决策树有根节点、内部节点及叶节点三种节点。根节点是树的最顶端，一开始的属性节点；内部节点是树中间的那些节点；叶节点是树最低端的节点，是决策树的结果。

4. 贝叶斯　贝叶斯分类算法是一类利用概率统计知识进行分类的算法。贝叶斯算法均以贝叶斯定理为基础，故统称为贝叶斯分类器。

5. 支持向量机　支持向量机（support vector machine，SVM）是一种二分类模型。它的基本模型是在特征空间中寻找间隔最大化分离超平面的分类器。

6. 神经网络　神经网络是一种运算模型，由大量的节点（神经元）相互连接构成。每个节点代表一种特定的输出函数，称为激活函数（activation function）。而每两个节点间的连接都代表一个对于通过该连接信号的加权值，称之为权重（weight），神经网络就是通过这种方式来模拟人类的大脑。网络的输出则取决于网络的结构、网络的连接方式、权重和激活函数，而网络自身通常都是对自然界某种算法或者函数的逼近，也可能是对一种逻辑策略的表达。

九、常用的数据聚类方法主要哪些？

常用的数据聚类方法主要有划分聚类、层次聚类、密度聚类、图论聚类、网格算法及模型算法，具体如下。

1. 划分聚类 给定一个有 N 个元素的数据集，指定 K 个分组（K<N），每个分组就代表一个类别，并且满足每个分组至少有一个元素，且每个元素只属于一个分组。划分聚类大部分使用的是基于距离的算法。代表算法有K-Means、K- 中心点、CLARANS 算法。

2. 层次聚类 层次聚类是对给定的数据集进行层次的分解，直到满足某种条件为止。例如，初始时每一个数据纪录都组成一个单独的组，在接下来的迭代中，它把那些相互邻近的组合并成一个组，直到所有的记录组成一个分组或者满足某个条件为止。代表算法有：BIRCH 算法、DIANA 算法、CURE 算法等。

3. 密 度 聚 类 基 于 密 度 的 方 法 (density-based methods)，与其他方法的一个根本区别是密度聚类不是基于各种各样的距离，而是基于密度。其主要思想是只要一个区域中点的密度大过某个阈值，就把它加到与之相近的聚类中去。代表算法有：DBSCAN 算法、OPTICS 算法、

DENCLUE 算法等。

4. 图论聚类 图论聚类方法解决的第一步是建立与问题相适应的图，图的节点对应于被分析数据的最小单元，图的边（或弧）对应于最小处理单元数据之间的相似性度量。因此，每一个最小处理单元数据之间都会有一个度量表达，确保数据的局部特性易于处理。

5. 网格算法 网格算法 (grid-based methods) 首先将数据空间划分为有限个单元的网格结构，以单个单元为处理对象，处理速度很快。代表算法有：STING 算法、CLIQUE 算法、WAVE-CLUSTER 算法。

6. 模型算法 模型算法 (model-based methods) 是给每一个聚类假定一个模型，然后去寻找能够很好满足这个模型的数据集。这样一个模型可能是数据点在空间中的密度分布函数或者其他。模型算法通常有两种尝试方向：统计方案和神经网络方案。

十、什么是医疗健康大数据资源隐性知识挖掘？

医疗健康大数据资源隐性知识挖掘主要是利用统计、

人工智能等分析技术，在数据仓库中寻找并发掘数据间隐藏的关系和规则，主要方法包括：关联性分析、数据分类、回归分析、聚类、神经网络、预测分析、数据环境状态及沉淀数据挖掘等。

作者：吴响，博士、副教授、硕士生导师。现任徐州医科大学医学信息与工程学院院长助理，徐州医科大学附属医院信息处副处长。王换换，徐州医科大学医学信息与工程学院教师。

参考文献：

[1] 郭伟伟，吴文臣，隋亮. 大数据时代的数据挖掘技术与应用 [J]. 数字技术与应用，2020, 38(8):103-105.

[2] 翟立波. 数据挖掘与知识发现 [J]. 潍坊学院学报，2005(02):34-35+58.

[3] 穆瑞辉，付欢. 浅析数据挖掘概念与技术 [J]. 新乡教育学院学报，2008，21(3):105-106.

[4] 张普. 流通度在 IT 术语识别中的应用分析——关于术语、术语学、术语数据库的研究 [C]// 中国中文信息学会二十周年学术会议论文集. 北京：中国中文信息学会，2001:111-120.

[5] DANIEL GRODNER, EDWARD GIBSON, DUANE WATSON. The influence of contextual contrast on syntactic processing: evidence for strong-interaction in sentence comprehension[J]. Cognition, 2005, 95(3):275-296.

[6] 薛为民，陆玉昌 . 文本挖掘技术研究 [J]. 北京联合大学学报（自然科学版），2005,19(4):59-63.

[7] 谢榕 . 基于数据仓库的决策支持系统框架 [J]. 系统工程理论与实践，2000, 20(4):27-30.

[8] 叶盛楠，苏开娜，肖创柏，等 . 基于结构信息提取的图像质量评价 [J]. 电子学报，2008, 36(005):856-861.

[9] 张红岩 . 随机森林在医学影像数据分析中的应用 [D]. 湖南师范大学，2013.DOI:10.7666/d.Y2325056.

[10] 高汉松，肖凌，许德玮，等 . 基于云计算的医疗大数据挖掘平台 [J]. 医学信息学，2013, 34(005):7-12.

[11] PODESTA J, PRITZKER P, MONIZ E J, et al. Big Data: Seizing Opportunities, preserving values. Executive Office of the President[J]. The White House, Washington, DC, 2014.

[12] 侯贝贝，刘三阳，普事业 . 基于边界混合重采样的非平衡数据分类方法 [J]. 计算机工程与应用，2020, 56(1):46-52.

[13] 王惠宇，顾苏杭 . 挖掘数据模式结构信息的混合数据分类方法 [J]. 计算机测量与控制，2019, 27(4):190-197, 217.

[14] 贺玲，蔡益朝，杨征 . 高维数据聚类方法综述 [J]. 计算机应用研究，2010, 27(1):23-26, 31.

[15] 徐强，董士波 . 隐性知识挖掘实践思路与方法 [J]. 中国电力企业管理，2016(2):90-92.

第 5 章

健康医疗大数据可视化

一、什么是健康医疗大数据的可视化技术？

可视化技术是指对抽象数据使用计算机支持的、交互的、直观可见的表示形式以增强认知能力。外部数据、信息及知识等内容通过形象化的视觉进行表达即为可视化。可视化过程可以充分利用人们对可视模式具有快速识别的能力这一特点将一些抽象的内容以一种大众可以接受的形式进行呈现。基于此，在可视化技术中，通过计算机图形学构造出直观的数据图和数据表是最基本的体现。如今，按照大数据可视化的类型划分，其主要包括数据可视化、科学可视化和信息可视化。

数据可视化是指对大量复杂的数据使用计算机技术将其进行一系列的数据处理，分析数据之间的关联性，最后通过图形的形式反馈给用户，便于用户更直接地观察和分析数据，帮助用户预测今后数据的发展趋势。图表技术、几何技术、面向像素技术、分布式技术是可视化技术中主要涉及的几种技术。

科学可视化通过计算图形学和图像处理等技术对数据信息进行展示的一种可视化方法，主要包括对色彩差异、网格序列、网格无序、地理位置、尺寸大小等内容的充分利用。

信息可视化将抽象的数据信息转换为可视化数据，方便用户按照视觉感知对这类信息进行理解，大大地降低了人们对信息理解的难度。因此，通常信息可视化要求数据具有特定的数据结构并且是抽象的特点，如视频信息、文字信息等。

信息可视化技术既可以处理结构化数据，又可以处理非结构化数据并对其进行分析，例如 X 线、CT、MRI 等医疗影像数据可以通过图像识别技术得到帮助。根据图像中灰度值的差别来判断病灶的准确位置，使临床决策系统更加智能化，同时为医生提供更加准确合理的诊疗建议。通过对医疗信息数字化整合，对数据进行深入挖掘（如挖掘药物、疾病、治疗之间的关系，分析患者群特点等），并得到可视化技术的技术支撑，医生们可以将疾病诊断、治疗、防控等整套流程进行可视化实现并将各类相关健康医疗数据进行有机融合、分析和提供决策支持。

二、可视化技术在健康医疗大数据分析方面有哪些应用？

综合可视化技术的定位，数据处理特点和可视化技术的实际效果等因素考量，可视化技术在医疗健康领域的应用主要包括如下内容。

1. 疾病诊断可视化　当前，可以通过 CT、MRI、PET 等医疗影像采集设备获取患者各个部位的二维断层图像。通过可视化技术，计算机对多种模态的图像进行相应的处理，包括图像融合、人体器官重构及图像重新组织等，并使用三维可视化、动态可视化技术将器官和组织图像从二维走向三维，透析人体内部，精准确定病变的空间位置、大小、几何形状及与其周围组织的关联关系，有效提高疾病诊断的准确性。

近年来，可视化技术在疾病诊断过程中，都起到了举足轻重的作用。在心脏疾病方面，郭燕丽等人使用 VRM 软件对心脏的可视化进行相关研究，此研究是基于中国首套人体可视化数据集进行的。首先，通过 VRM 软件对国人的心脏进行可视化建模，其次，通过计算机的辅助对可视化模型进行围绕食管的任意方位切割，通过此方法得到每个切割面的解剖结构显示的十分清晰，同时与多平面经食道超声心动图各个方位的切面形成良好的对照，为多平面经食道超声心动图提供详细而完整的断面解剖学资料。在医学图像处理方面，张海波团队提出实用高效的图像自动分割方法，首先图像分割方法把医学图像中医生感兴趣区域(regions of interest, ROI) 分割出来，其次使用可视化技术对医生感兴趣区域进行三维显示。通过分割和显示两步操作，医生可以对患者体内病变部位进行更直接、更详细的观察，为医生对相关疾病的确诊和治愈带来了便利，进一步提高了疾病的确诊率和治愈率。在血管疾病方面，吕新荣等人用三维纹理体绘制方法对血管虚拟内窥镜进行显示，三维纹理体绘制是基于图形处理器的方法，可以通过曲面重建技术对血管分值的相关信息进行呈现，能快速地显示血管组织的详细信息，为疾病诊断提供技术支持。在帕金森病方面，张涛团队针对帕金森病的语言障碍特征，提出利用多维筛组合分类器进行帕金森病的可视化诊断。在高血压疾病方面，刘莉等人针对高血压疾病患者的电子病历首页进行数据处理、分析和挖掘，通过 Python 语言构建分析模块，采用 Gephi 复杂网络分析软件对结果进行展示，揭示其中疾病诊断之间的关系。可见，可视化技术在疾病诊断中具有广泛的应用。

2. 疾病治疗可视化　在三维重建可视化技术的基础上，外科医生可以利用可视化技术重构出人体内部结构三维图像。并继续在此基础上，对颅骨穿孔位置、同位素置入通道及安放位置等手术治疗过程中敏感与危险性较大的部分进行计算机模拟。因此虚拟手术、虚拟人等相关配套设备的应用，将能大大提高外科手术的成功率。

在肝癌切除性评估及手术规划中，蔡伟等人术前采用MI-3DVS系统对CT检查数据进行三维重建、可视化观察和模拟手术，评估肝癌可切除性，并根据可切除性评估结果采用相应治疗方法。在肝门部胆管癌手术治疗中，方驰华等人在CT检查、MRI检查中使用三维可视化技术，可以对器官和病变等信息进行快速获取，对肿瘤侵犯周围重要血管的范围及血管变异等情况更加直观、立体、准确地掌握。这些便捷高效的手段在肝门部胆管癌术前评估、手术规划、提高手术成功率、降低术后并发症发生率等方面都起到了非常重要且具有指导性的作用。在骶骨肿瘤精准手术治疗中，孙涛等人通过CT、MRI检查获得医学数字成像及通信(DICOM)原始数据，输入计算机进行重构3D立体模型，不仅能清晰地显示骶骨肿瘤的大小，而且还能更好地反应肿瘤的解剖形态、血供与周围组织的毗邻关系，在其指导下肿瘤被完整切除，并尽可能保全周围正常器官与神经根，且整台手术时间大大减少，出血量降低。可见，可视化技术在疾病治疗应用中，能大大提高疾病治疗的成功率并降低不良反应。

3. 疾病防控可视化　疾病的预防控制是当今社会关注的焦点，及时、准确、形象直观地获知和掌握突发公共卫生事件、流行疾病和慢性非传染性疾病的信息，以及增强人们的自我防范意识、缩小疾病传播范围，是当前的主要研究方向，例如2019年末突发的新型冠状肺炎病毒的出现就是一个典型的例子。近年来，随着互联网、大数据的快速发展，可视化技术的优势使其成为当前研究的重要方向。可视化技术可提供灵活的专题分析板块和实时数据更新，直观展示疫情、突发事件分布和疾病动态进展，更便利、更准确地监测医药效果、预测公共卫生事件的发展趋势。

在2019年的新型冠状肺炎疾病预防中，可视化技术得到了充分的应用。在疫情防控期间，可以通过各大互联网平台，如微信、网页、手机APP手段等实时获取疫情防控的相关信息。仅以丁香园医生APP的疫情防控方面应用可视化技术为例，丁香园医生APP将新型冠状病毒肺炎的实时动态通过可视化技术予以呈现，包括疫情地图、疫情实时播报、疫情辟谣与防护、疫情疾病知识、国内外疫情数据、国内外疫情趋势、疫情确诊趋势图等做了全方位的可视化呈现。通过疫情地图和疫情数据，人们可以直观地查看到当前疫情的重点防控区域，为人们出行和疾病防控提供了准确的参考。疫情实时播报可以准确地掌握确诊病例的相关信息，为人们预防病例提供了参考。可视化技术可以公开透明科普化地向大众提供疾病预防等相关信息，为疾病防控提供坚实的数据基础，在将来得到更广泛的应用。

4. 智能医疗信息检索可视化　医疗信息行业极具特殊性且用户需求多种多样，因此对医学信息的搜集、检索、分析，要提出更高、更人性化的需求。医疗信息的智能化、可视化发展，为用户方便快捷地获取相关信息提供有效的途径。对医疗信息检索进行可视化的研究包括信息对象特征描述可视化、组织的信息可视化、信息检索操作的交互功能可视化及检索结果可视化。在这个过程中，不仅再是医疗信息的收集整理，而是逐渐转变为基于医疗数据的智能分析与决策支持，并且成为医疗信息检索可视化领域关注的焦点。

由鹏城实验室人工智能研究中心智慧健康医疗课题组、北京大学计算语言学研究所、郑州大学自然语言处理实验室共同构建的中文医学知识图谱，通过网页的形式呈现给用户，可以通过输入疾病、症状、药物、诊疗技术等相关术语检索出对应的知识图谱。一方面，知识图谱覆盖了更多的医学知识及更丰富的描述信息，对医学知识的标准化、规范化和国际化带来了显著的提升；另一方面，在医学知识库中的描述体系、构建工具、展示平台、示范应用等内容也因此得到了积累。图 2 为检索"支气管哮喘"疾病的一个检索结果界面样例。

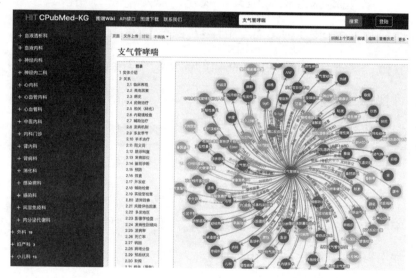

图 2：中文知识图谱系统中"支气管哮喘"疾病检索结果

综上所述，结合可视化技术的发展、特点、技术优势等信息，健康医疗大数据分析中可视化技术在疾病诊断、疾病治疗、疾病防控及智能医疗信息检索等方面都可以得到广泛的应用。也许，今后还可以在更多医疗方面得到应用。

三、有哪些常用的数据可视化方法与工具？

可视化，是一种利用视觉感知能力进行数据交互的可视表达的技术，用以增强对数据的认知。它是一种可将大量抽象的数据转换为符号、图形等人眼可感知的方法，用以提高对信息的观察和理解能力，并有助于更明智的决策选择。数据可视化包括了不同种类的可视化，比如信息可视化、知识可视化等广泛的内容。下面将为大家介绍多种常用的知识可视化方法及工具。

知识可视化是一种构造、表示和传达复杂知识和事实信息的图形图像手段，其作用在于帮助重构和应用各类知识。面对日益增长的医疗大数据，数据可视化是展现、分析和利用数据最为有效的方法之一。随着人工智能的发展，越来越多的科研工作者致力于以计算机可以理解的方式对医疗数据进行知识的表示和利用。比较流行的表达方式如知识图谱，得到了大家的广泛关注。知识图谱是 2012 年由 Google 公司提出的一种基于图结构的数据形式，将不同种类的信息以及他们之间的关系表示为知识，是在数据急剧增长的环境下最为有效的知识组织方法之一。在形式上，知识图谱由相互连接的实体及其属性构成，通常表达为网络结构。知识图谱中包含了不同类型的实体（节点）和不同类型的连接关系（边），由此构成了异质网络。按照视觉编码和可视化布局的方式，知识图谱可视化表达的方法多种多样，包括节点链接图、空间填充、邻接矩阵、热图等。比较典型的就是节点链接图，如图5-2样例所示。目前，已有多种工具可以帮助我们实现可视化。

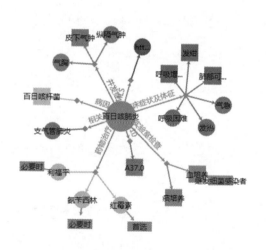

图 5-2 知识图谱节点连接图样例

1. NetworkX NetworkX 是一个开源、用于图论与复杂网络建模的 python 工具包。内置了一些经常使用的分析算法，比如图和复杂网络的分析，便于对复杂网络数据进行分析、仿真建模。NetworkX 可以支持图的创建，包括无向图、有向图及多重图。同时，它也内置了各种各样的标准图论算法，支持以文本、图像和 XML 记录等任意形式的数据为节点，同时也支持包括权重、时间序列等任意的边值。利用 NetworkX 能够生成多种随机网络和经典网络。同时也能够分析网络结构，设计新的网络算法，进行网络绘制等。功能丰富，简单易用。

2. Igraph Igraph 是一个免费的开源网络分析工具，注重于效率，具有易用性和可移植性。Igraph 中的很多功能是基于 C 语言而开发，运算效率高。而在实际应用中，庞大的数据场景会导致关系网络的规模急剧扩大，继而处理的代价和开销也会相应增长，Igraph 非常适合解决这种大型复杂网络场景下的问题。此外，在编程语言方面，Igraph 可以支持 R、python、mathematica 和 C/C++ 等多种语言进行编程。

3. Gephi Gephi 是一个开源、用于操作大型图的数据可视化软件，可以处理关系数据并制定关系网络图。支持系统包括 Windows、Mac OS X 和 Linux。本地化支持包括中文、英文、西班牙语等多种语言。Gephi 可适应大图的处理要求，运行多达十万个节点。内置 OpenGL 引擎，可将多达一百万个元素的网络可视化，所有布局、拖动等操作可实时运行。同时，它可以计算中心性、度数等一些常见指标。Gephi 也可以通过编写 API 进行插件式的模块化扩展。

4. Neo4j Neo4j 是一个开源、高度可扩展的本地 NoSQL 图数据库。用户将数据存储在一个灵活的网络图结构上而不是严格的关系表中，如此便于利用数据和数据关系。它是一个基于磁盘的、嵌入式的图引擎，具备完全的数据库事务特性和较高的性能。Neo4j 不仅是一种存储知识数据的图数据库，同时也提供了可视化功能，可以作为数据源与其他前端可视化工具包结合进行知识可视化展示。

5. Antv G6 AntV G6 是由蚂蚁金服开发的一个用于前端的图可视化引擎，具有易用、简单、完备的特点。它在保证高度定制能力的同时，提供给了用户设计优雅、使用方便的图可视化方案。它提供了图的绘制、分析、交互等可视化方面的能力，旨在让用户获得关系数据的视角。它具有支持大规模图数据的交互与探索的能力，涵盖了十分丰富的知识图谱形式，内置丰富的节点与边元素，配置自由，支持常用和自定义布局。简单易用，扩展灵活。

6. Echarts ECharts 由百度 EFE 数据可视化团队开发，是一个开源、用 JavaScript 实现的企业级前端可视化库。它提供了非常丰富的图表类型，除了覆盖许多常规的统计图表类型，还有用于关系数据可视化的 treemap、旭日图、关系图等，支持图与图之间的混搭，功能非常强大。同时，它对移动端也有比较好的支持能力，可在移动端流畅运行，支持多种渲染。但是它不够灵活，对于自定义一些复杂的关系图有一定的困难。

7. D3.js D3.js 是一个开源、基于数据处理文档的数据可视化 JavaScript 库。D3.js 可以使用 HTML、CSS 和 SVG 生动形象地展现数据。D3.js 不仅功能强大，而且非常灵活，将强大的可视化、动态交互组件和数据驱动的 DOM 结合，可以实现丰富的定制化效果，让开发者充分发挥现代浏览器的功能。但是 D3.js 是一个比较基础的库，较为底层，需要开发者有一定的基础。

8.Cytoscape.js Cytoscape 是一个使用 JavaScript 编写、网络图可视化分析开源工具。其主要用于在 Web 端生成网络图，受到了许多生物分子和基因领域的公司的青睐。Cytoscape.js 可以轻松地集成到应用程序中。它便于实现图形交互，包含了捏合缩放、平移、框选择等开箱即用的所有优势。Cytoscape.js 包含了许多图论中比较有用的功能，具有图形分析的功能。同时，Cytoscape.js 支持有向图、无向图、混合图、复合图、循环等多种图。在浏览器兼容性方面，维护良好。

四、知识图谱技术在健康医疗大数据分析方面有哪些热点方向？

知识图谱（knowledge graph）的概念最初于 2012 年由谷歌率先提出，目的是提高搜索引擎的能力和提升用户的使用体验。随着人工智能的不断发展，通用知识图谱被广泛应用于商业搜索引擎、问答系统、推荐系统、电商平台、社交平台等。目前，知识图谱技术有着广阔的应用前景，其中应用最广的垂直领域之一就是医学领域，该技术有助于解决我国医疗资源与就医需求不平衡的问题。医学领域中典型的知识图谱包括美国国立医学图书馆的一体化医学语言系统 UMLS、国际医疗术语标准开发组织维护的系统化临床医学术语集 SNOMED–CT、中国中医科学院中医药信息研究所基于已有的中医药学语言系统构建的中医药知识图谱等。随着医疗健康大数据时代的到来，如何从海量非结构化医疗数据中分析获取医学知识显得尤为重要，因此医学知识图谱正在逐渐成为医学领域研究的热点，其在知识推理、医疗问答、辅助诊断、医疗质量控制、医疗保险风险预测等领域都有着很好的应用与发展前景。

五、知识图谱技术在健康医疗大数据分析中的具体应用有哪些？

医学知识图谱是智慧医疗的重要基石，下面将介绍目前医学知识图谱技术在辅助诊断、医疗保险风险预测、医学信息检索引擎、医疗问答方面的应用。

1. 辅助诊断　我国目前的医疗资源与患者数量存在严重不匹配的现实，尽管正在大力推广分级诊疗政策，由于医疗水平的限制及家庭医生缺乏培养机制，误诊率仍然达到 40% 以上。利用知识图谱技术可以辅助进行临床决策，根据其语义推理功能辅助医生对患者进行诊断，有助于优化完善医生诊疗方案或自动生成诊疗方案，减少误诊概率，提高医生的工作效率。

目前，已有研究人员开展了这一方向的研究。提出了一种使用本体驱动的临床决策支持系统为医学生提供支持，针对传染病诊断和抗生素处方的临床决策，该系统综合了多个医学本体资源，包括传染病、综合征、细菌、药物等相关本体；通过自然语言处理方法自动构建医学诊断知识图谱，在传统的两层模型（疾病－症候）基础上增加特征属性，形成三层结构模型（疾病—症候—特征），运用正则表达式、隐马尔科夫模型等技术解决了构建医学知识图谱过程中效率低、耗时长及需要大量人工参与等问题。

2. 医疗保险风险预测　商业医疗保险作为社会医疗保险的一种补充，随着人们生活水平的提升，大家对其关注与日俱增，然而当前市场上的医疗保险品种繁多，人们难以自主选择到适合的医疗保险类型。利用已有的临床医学知识图谱有助于保险公司降低风险保费，分析投保人当前风险，使更多人买到更高保额、更低保费、更多保障范围的医疗保险产品。平安医保科技通过构建"药品""疾病""处方""健康因子""医生画像"五大知识库，构建了精准、全面的知识图谱，为用户提供了更专业的定制化智能医保服务。

3. 医学信息检索引擎　医学信息搜索旨在大规模医学数据中检索特定的生物医学信息，借助知识图谱技术的医学信息检索引擎，利用图谱查询相关的实体、关系及属性进行扩展查询，达到改善医疗信息搜索结果的目的。

目前，国内外的医疗信息语义搜索引擎包括Healthline、360良医等。Healthline是一个基于医学知识图谱的信息搜索引擎。其知识库涵盖了80多万个医学元数据和5万多个相关的关系概念，包括健康搜索和导航产品，以及临床应用产品（症状搜索、处理搜索、医疗和医学搜索、药物搜索）。360良医是一个垂直搜索引擎，提供专业的医疗、医药和健康信息。不仅收录了114家正规知名医疗卫生网站的1.5亿个优质网页，还收录了1716家知名医院的官方网站内容，提出了一种基于概念匹配的电子病历检索方法，将电子病历文本从基于术语的原始文档转换为SNOMED–CT本体定义的医学概念，该方法为进一步开发用于处理医学数据基于推理的搜索系统提供了框架。

4. 医疗问答　医疗问答系统旨在用精确明了的自然语言来回答用户的问题。其研究兴起的主要原因是人们对快速准确获取信息的需求。问答系统是人工智能和医学自然语言处理领域中备受关注、前景广阔的研究方向。基于知识图谱的医疗问答系统需要解决两个关键问题：问题的理解、问题到知识图谱的语义关联。

目前，已有研究人员开展了知识图谱与医学问答系统结合的研究。研究基于知识图谱的中医药知识组织方法，以中医药学语言系统为骨架，将中医学领域的主要词表、术语资源和单表型数据库导入到中医药知识图谱中，并开发了海量的中医知识图谱数据处理技术，实现了中医药知识图谱的自动智能化应用，包括基于模板的中医知识问答和基于知识图谱推理的辅助用药。除关注上下文之外，对起着重要作用的背景知识关注较少的问题，提出了一种基于注意力机制的知识感知双向长短记忆网络，它利用医学知识图谱的外部知识丰富问答句子的表示来学习。具体来说，开发了上下文知识交互式学习体系结构，其中设计了上下文指导的注意力卷积神经网络（CNN），以将知识嵌入集成到句子表示中，并提出了一种知识感知的注意力机制来参与问答对各部分之间的相互关系。

随着医学信息化水平的深入，医疗数据的有效保存、组织和利用对精准医疗、疾病防控、研发新药、医疗费用控制、攻克顽疾、健康管理等工作都有着重要的意义。构建基于医疗垂类领域的知识图谱有着广阔的应用前景，通过总结医学知识图谱的应用现状可以发现知识图谱在医疗领域的意义不仅在于它是一个全局医学知识库，也是支撑例如辅助诊疗、医学信息检索等医疗智能应用的基础，而且它能够推进自动化、精准化、智能化的医学信息处理。

六、为什么在医疗领域构建知识图谱？

医疗健康行业的发展是对人类的身体健康重要的保障。目前，人们专注于开发各种系统，通过正确的诊断、预测和治疗来保持健康。尽管有不断地创新和改善患者治疗效果的动力，但医疗服务领域仍被手动流程所困扰，拖慢了医生和医护助理的速度。如撰写摘要记录、关联测量、建议诊断、查看患者的个人 / 家庭史，或查找过去的类似病例。虽然最近在 " 电子健康记录 "（Electronic Health Records, EHR）方面取得的进展很有希望，但由于数据量巨大，采集的信息处理起来并不容易。即使现在 EHR 很容易获取和规范化，但它们传达的信息通常比医生能理解的信息多得多。

这些 EHR 数据本身就包含了各种信息和数据，即结构化和非结构化，从实验室测量和生命体征，到医生笔记和放射影像学。最近心理科学的研究表明，人类最多可以同时处理四个相互影响的变量，这说明未来计算机辅助医疗的发展是必要的。机器学习在医疗领域带来的主要价值是其处理不同数据类型的庞大数据集（如图像、文本）的能力，这超出了人类的能力范围。此外，机器学习还可以帮助医生可靠、高效地利用医疗数据中的信息，加快决策速度；从而为患者带来更好的治疗效果，降低医疗成本。

如今，从搜索引擎和推荐系统到智能聊天机器人，图已经变得无处不在。图模型通过基于从各种异构来源提取的信息的边缘将不同实体连接起来，从而捕获不同实体之间的关系。一旦数据以图的形式表示出来，就会有各种图分析技术来查询、构建 KG 中实体之间的多跳关系。此外，图使用户能够以交互式和探索式的方式将数据可视化，以便进行分析。

事实证明，在医疗健康领域部署知识图谱是一种有效的方法，可以映射医疗数据的巨大种类和结构之间的关系。图提供了一种不可思议的能力，能够对信息源之间的潜在关系进行建模，并捕捉其他数据模型无法捕捉的关联信息（即实体关系）。这使得医生和服务提供者能够更容易地在大量的变量和数据源中找到他们需要的信息。

七、如何构建健康医疗大数据分析的知识图谱?

现在我们介绍一个来自医疗领域的知识图谱示例,电子健康记录中的知识图谱——异构源的知识图谱构建。我们将首先阐述图结构,然后我们介绍如何自动化地构建知识图谱。

每当有患者入院时,我们都会将这样的事件视为一个"入院",它的持续时间可以根据相关诊断的危急程度而定。一个入院事件具有各种属性,例如在持续入院期间的药物或医生的诊断前"说明"(prediagnosis,入院前诊断)。

我们还使用了一个单独的知识库,它包括各种疾病的信息和疾病伴随的相关症状。例如,偏头痛与头痛、恶心或对光敏感等医学症状。需要注意的是,医生提供的诊断前信息,可能与这些疾病甚至医学上的症状有关。

在下面的可视化中,我们说明了一个医疗知识图谱的实例,它展示了一个异构图,实体为"疾病""症状"或"入院"(即患者结点)。在这个 KG 中,这些关系要么是"入院前诊断与疾病或症状相似",要么是"疾病有以下症状"。为了计算相似度,我们采用 n-grams 与 TF-IDF(term frequency –inverse document frequency)的组合,将入院患者与疾病或症状联系起来。此外，"内部信息"是从医院数据库中收集的信息（患者入院记录），而"外部信息"则是从外部来源汇总的信息，本例中的信息来自外部构建的疾病—症状图谱（即 disease-symptom KG）（图 5-3）。

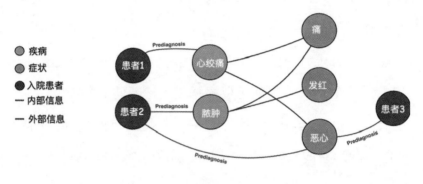

图 5-3 疾病—症状图谱

作为建立我们的医疗服务 KG 的第一步，我们采用了"预诊断"信息，这是任何给定的入院前的初步诊断（因此，这些信息在入院之初就可以获得）。诊断前的信息是从我们的内部资源，也就是医院的数据库中收集的。由于预诊断信息可能会有一些噪声，我们执行一些标准化技术，即：去隐私化；转换为小写字母；删除多空格以及前导 / 后导空格。

在诊断前信息的基础上，我们还利用了外部信息，在疾病和症状之间建立了一个映射。这个外部知识图谱是由电子健康记录（EHR）建立的，并将疾病与各自的症状联系起来，同时提供一个症状相关性权重（在0到1之间）。这个外部来源的一个示例条目是"偏头痛：头痛(w=0.384)，恶心(w=0.316)，对光敏感(w=0.223)……"这突出了症状对所述疾病的重要性。这些疾病和症状与预诊断完全相同的方式进行预处理，然后集合起来创建我们的实体字典。

然后，我们将内部录入信息与外部疾病—症状信息联系起来，创建一个丰富的知识图。为了这个目标，我们将预诊信息（每一个入院信息）与症状和疾病联系起来，而后两者则由外部信息直接进行内在联系（参考上面偏头痛的例子）。需要注意的是，我们在这里也做了一些归一化处理，以解决拼写错误及相似的预诊和疾病/症状的问题（例如"冠心病"与"动脉性心脏病"）。我们的归一化策略是，从实体字典（预诊断、疾病和症状）中创建一个字符n-grams（其中n-gram的大小要调整）列表。从这个n-grams列表中，我们创建一个最小文档频率为1的TF—IDF向量。

最后，我们根据它们的n-grams+TF—IDF向量之间的余弦相似度来匹配预诊与疾病和症状。也就是说，如果一个预诊与疾病和症状的余弦相似度得分高于给定的阈值，我们就会将它们联系起来（以手动过滤掉噪声）。另外，我们基于外部信息将疾病和症状联系起来，同时也会对外部信息源提供的症状相关性权重应用一个阈值来过滤噪声。

八、自动构建健康医疗大数据分析的知识图谱有哪些方法？

自动构建医疗知识图谱有如下方法。

Rotmensch 等人提出了一种方法，可自动从 EMR 数据中得出与疾病可能引起的症状相关的图（diseases-symptoms graph)，通过从急诊科记录的超过 270 000 例患者就诊中学习适合急诊情况的图来评估方法。根据医师的意见评估学习的图，并与 Google 医疗知识图谱的性能进行比较，证明了生成高质量知识图的可行性。该图可在临床环境中使用，仅需最少的后处理。这种自动构造知识图的方法使得能够在没有任何知识的情况下，从任意医学领域中的 EMR 快速创建知识图。未来，作者则希望基于目前的发现，进而建立一个更有用的、强大的、适用于临床环境的症状—疾病关联性预测模型，并尝试使用因果关系测量的非参方法。同时他们认为，现有关于疾病的预测模型及健康知识图谱都应接受更多"压力测试"，以保证其优良性能。

Li 等人提出了一种利用电子病历构建医学 KG 的系统方法。其使用原始电子病历包含 3 767 198 例患者的 16 217 270 去隐私化的临床随访数据，而构造的知识图谱总共 9 种实体类型，22 508 个实体和 579 094 个事实（facts）。其中 KG 构建过程包括 8 个步骤，分别是数据准备（data preparation）、实体识别（entity recognition）、实体归一化（entity normalization）、关系提取（relation extraction）、属性计算（property calculation）、图清洗（graph cleaning）、关联实体排序（related-entity ranking）和图嵌入（graph embedding）。他们也提出可以使用四元组结构，而不是三元组来表示现实世界中的事实。

九、移动物联网在健康医疗领域有哪些应用程序或设备？

物联网是一种具有自配置能力的动态网络。在物联网内，物理和虚拟的"物件"具有标识、属性、拟人化、使用智能接口并且无缝接入到信息网络中等特点。健康医疗行业中出现了越来越多的物联网应用。包括专门针对医疗保健需求和设置而设计的各种物联网应用程序和设备，例如用于远程医疗保健监控、咨询和交付的传感器和应用程序。医疗物联网还改变了传统医疗设备，例如用于哮喘患者的智能吸入器。广泛的物联网也可以应用于医疗保健，例如利用物联网连接来监视关键的医疗物资和设备，并在需要维护或更换时接收警报。因此，通过医疗物联网技术与通信技术，患者和医院可以进行智能联通，实现对人的智能化治疗。同时医院也可以对医疗物资和医疗设备进行定位、追踪、管理和共享，实现对物的智能化管理。

健康医疗传感器设备分为如下几类。

1. 柔性传感器　柔性传感器的制成材料为柔性材料，它具有柔韧性、可弯曲、可延展、可穿戴等特性。

（1）皮肤可附着、可伸展的汗液传感器：韩国首尔高丽大学研究团队研发出了一种皮肤可附着的、可伸展的电化学汗液传感器，这款可穿戴设备可以用来检测皮肤中葡萄糖含量和 pH 值。

（2）智能绷带：瑞士联邦材料测试与开发研究所（Empa）与瑞士电子与微技术中心（CSEM）、瑞士苏黎世大学医院、瑞士苏黎世联邦理工学院共同开发了一种智能绷带。这款智能绷带能够记录患者伤口的相关数据。同时，该智能绷带能够随着 pH 值的变化发出不同强度的光线，让患者和医护人员能够通过光线强弱观察伤口的愈合状态，从而避免频繁更换绷带。

（3）柔性可穿戴离子型湿度传感器：中国科学院苏州纳米技术与纳米仿生研究所张珽研究团队研发了可穿戴离子型湿度传感器，以检测皮肤中的水分情况。该研究团队开发出了简单、稳定的全固态离子选择电极（ISE）和参比电极（RE）平台。

2. 可植入性传感器

（1）酒精检测仪：加州大学圣地亚哥分校的工程师们开发了一种微型的、低耗能的、用于酒精检测的生物传感器。该传感器可植入人体皮肤表面，以实现长期的、持续的酒精监测。

（2）"体内 GPS"——ReMix 系统：ReMix 是麻省理工学院（MIT）研发的一项新反向散射技术，用于深层组织设备。它克服了来自身体表面的干扰。即使信号沿着弯曲的路径传播，它也可以定位体内的反向散射设备。该设备又称为人体 GPS。

3. 可消化传感器

（1）气敏传感器胶囊：澳大利亚墨尔本皇家理工大学

的 Kyle Berean 团队研发出一款气敏传感器胶囊。这款胶囊可以感应氧气、氢气和二氧化碳。该胶囊可调节传感器的加热元件以控制不同气体的选择性和敏感性，可以被用来解决许多肠道问题。

（2）可卷曲消化传感器：麻省理工学院与哈佛大学布莱根妇女医院共同研发了一款可卷曲消化的传感器。该传感器灵活性强，可感知胃腔内的机械变形。该传感器设备采用压电材料，可以将由胃肠道内部的机械变化产生的机械能转换为所需的电能，从而不需要板载电池。可卷曲消化传感器可用来诊断消化功能障碍的患者，以及监测减肥患者的食物摄入情况。

4. 新型生物传感器

（1）DermalAbyss 文身墨水：麻省理工学院和哈佛大学合作研发了一种可监测人身体状况的文身墨水传感器，命名为"DermalAbyss"。该传感器可以响应身体组织液中生物标志物的变化，如钠含量的变化、血糖含量的变化及pH 值的变化。植入该传感器至皮肤后，墨水会随着标志物含量的变化而相应地改变颜色，因此医生可以通过观察文身的颜色改变间接得到患者的身体状况信息。

（2）纳米呼吸传感器：麦考瑞大学的 Noushin Nasiri

研发了一种无创检测疾病的呼吸传感器。该传感器由纳米材料制作，成本较低。用纳米呼吸传感器代替血液分析的简单方法在多种疾病（如肺癌、糖尿病等）检测中表现出了较好的结果。

（3）开发 COVID-19 生物传感器进行环境监测：G. Qiu 等人提出一种可以检测空气中细菌和病毒的生物传感器。他们开发的传感器能够特异性检测 SARS-CoV-2（一种引起 COVID-19 的病毒）。尽管在商业应用之前该传感器还需要进一步地完善，但该团队建议可以将该生物传感器部署在医院、火车站等人口密集地区中，以避免 COVID-19 的蔓延。

十、移动物联技术在健康医疗大数据方面有哪些应用？

根据应用对象的不同，医疗物联网可以分为三大类，主要包括患者的健康管理、医疗物资的管理和医疗过程的管理。

1. 健康管理　患者的健康管理主要由身份管理、诊疗管理、查询管理和对患者状态的检测组成。

（1）患者身份管理：在患者就诊时，最重要的是核实患者的身份。目前最流行的技术是 RFID 技术。RFID 技术对患者的就诊卡或者其他 RFID 腕表等设备进行信息读取，以识别患者身份和读取其他辅助信息，例如读取患者的姓名、年龄、职业、挂号时间、诊疗时间、检查时间、费用情况等。该技术抛弃了手动输入的方式，有效地避免了由人工输入产生的错误。同时该技术还能对患者信息进行加密，避免泄露患者信息。

（2）患者诊疗管理：在患者治疗的过程中，无论是在进行手术或检查，还是在开药，只要医生严格借助就诊卡或者 RFID 腕表来进行信息确认和信息记录，诊疗过程都能够得到有效的控制。

（3）患者查询管理：通过就诊卡或者 RFID 腕表，患者的就诊信息和相关费用信息就能够被快速查询，这样的过程确保了医院的信息透明度。

（4）对患者状态进行监测：在理想状态下，患者通过智能手机、穿戴传感器设备和其他被动式传感器连接到日常用品中嵌入的传感器，形成所谓的物联网。患者把自己的生命体征数据等通过网络传入云端，医院就能够远程监控患者的各项数据和生命体征。除此之外，医院可以使用目前流行的机器学习方法对患者数据进行分析，从而更好地改善患者的状态。

图5-4是可穿戴传感器和物联网数据流的简化视图。腕部传感器通过蓝牙与患者的智能手机通信。在手机上，数据可以显示在该传感器的App中，也可以发送到传感器的云存储中。云"后端"存储数据，并可以通过机器学习或其他分析技术来做出预测，呈现数据或提供决策支持。然后，云端输出可以显示在患者、医师或两者均可访问的网站上。可吞服传感器在胃中被激活，并向位于患者胸部的贴片发送低能信号。贴片通过蓝牙与患者的智能手机进行通信。其余数据流类似于腕部传感器的数据流。智能恒温器和运动传感器是物联网设备。这些设备可以与云端直接通信，也可以通过本地网络或智能网关进行通信。数字生物标志物的计算可以在传感器、智能手机或云端进行。在云端，数据可以与来自其他设备和服务的数据进行共享和组合，供算法使用。

2. 医疗物资管理　传统医院一般采用手工的方式来记录医疗物资。这样的方式容易出现记录出错或数据混淆等问题，从而导致医院的财产丢失，严重的话甚至会造成医疗事故的发生。随着信息化的发展，越来越多的医院采用

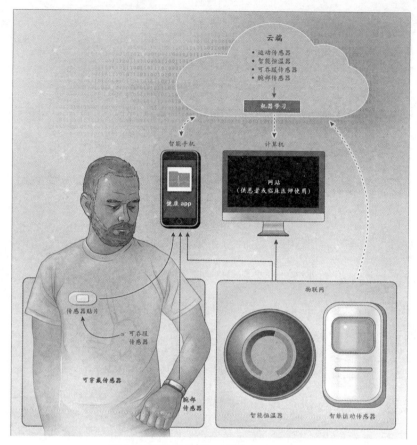

图 5-4 可穿戴传感器和物联网的数据流

（图片引用自 New England Journal of Medicine）

物联网技术对医院物资进行管理。

（1）**医院仓储管理**：医护人员采通过 RFID 技术对医院物资进行记录。当物资入库时，医护人员会对物资的所有信息包括品种、规格、厂家、批号、数量、生产日期、有效日期等进行采集并写入 RFID 信息标签，直至记录完毕才会把物资送入医院仓库。这样的方式保证了迅速地对医疗物资进行识别、定位和管理，既提高了医疗物资使用率，也能降低了人工成本。

（2）**医院设备管理**：传统医院设备同样是采用人工记录的方式。当设备损坏等情况发生时，查阅设备相关信息的过程很耗时且麻烦。通过 RFID 技术，医护人员可以通过显示设备连接传感器，对医疗设备进行跟踪和管理。同时医护人员可以了解到设备的具体信息、使用信息、维修信息、巡检信息等。将物联网技术应用到设备管理中，工作人员能够及时对设备进行维护，同时也方便追溯设备信息，以避免因设备故障而导致的医疗事故。

（3）**药品管理**：对于药品管理部分，工作人员为每个药品配备 RFID 标签，使其记录每种药物的信息，包括药物属性（如数量）、药物去向等信息。对于特殊药物，由于该类药物可能对存放环境的要求较高，工作人员可以通过物联网设备对温度、湿度等环境因素进行监控和调节。一旦发现环境异常，传感器将会发出警报。除了存放环境，特殊药物还需要物联网技术来保证输送过程的安全，并具有可追溯性。

（4）**废弃物处理**：废弃物处理也是医疗设备中极其重要的一部分。通过 RFID 标签，工作人员可以查看废弃药物，尤其是有毒有害药物的处理地点和处理方式等。除此之外，废弃的医疗器材也需要确保处理妥当，防止被用于非法行为。物联网技术一旦发现处理方式不当，则发出警报。

3. 医疗过程管理　物联网技术主要在患者安全、母婴和医护管理等方面发挥着巨大作用。

（1）**患者安全**：对于特殊患者，如精神病患者，他们极其容易出现走丢的情况。医生通过 RFID 腕表可定位追踪患者所处位置。对于感染病毒患者的私自出逃情况，医生通过电子围栏技术，跟踪患者位置，以防止患者逃跑。当患者出现紧急情况时，也可通过 RFID 腕表及时进行呼救，避免错过最佳拯救时间。

（2）**母婴管理**：医院经常会出现婴儿抱错的情况，为了避免此类情况出现，母亲和婴儿可佩带识别卡或识别腕带进行相互识别。物联网设备一旦发现不匹配，则发出警报。

（3）**医护管理**：利用物联网技术，医院可迅速采集并存储患者信息。物联网技术可以让医生对患者的信息进行充分分析，为诊疗提供帮助。

十一、可视化技术应用于健康医疗大数据的优势有哪些方面？

健康医疗大数据正在以极快的速度增长，这些数据不仅种类多样，而且关系复杂，处理如此海量的结构化数据和非结构化数据，就需要一种高效可视化技术对其进行有效处理及展示。可视化技术在疾病诊断、治疗、防控、信息检索等方面的进一步应用，将有效帮助实现各类相关健康医疗数据的有机融合、信息分析及医疗智能模块决策支持。

数据可视化是指通过计算机技术将纷繁复杂的大量数据经过一些高效的处理并找出其中存在的关联关系，同时以图像的形式直观地展示给用户，便于用户更好地观察和分析数据以及对数据的发展趋势进行预测。大数据可视化不但利用数据挖掘技术从数据中挖掘有用的信息，而且还可以把数据挖掘得到的信息向用户直观地展示。

在对健康医疗数据的管理和分析过程中，可视化工具可以辅助生成患者的动态数据，向各类主管部门显示临床记录、财务和其他数据。这些主管部门可以是内部人员，例如诊所或合作组织，也可以是外部人员，例如政府或公众。为了阐明一个广泛使用的数据库与最新趋势的联系，医疗保健行业探索了各种交互式技术，以建立预测性的手术模型。

可视化工具有时可以通过消除高风险环境中的人为错误来帮助避免诊断错误，并为患者安全设置保护层。它创建了一个仪表板，即电子健康记录和电子医疗记录，以跟踪和监视患者的健康记录。其基于计算机的记录系统有助于更好地了解正在进行的医疗操作。通过一种可理解的方式为医生、护士或管理人员提供更加准确的信息，有助于降低运营成本。它使他们可以获得有关患者的人口统计学和生活方式选择的独特信息，从而进一步相应地帮助监视和治愈患者。由于时间是任何医疗健康行业的根本因素，因此可视化通过启用实时指标并更新比较关键的信息来帮助增加响应时间。生物数据的使用使医疗专业人员可以绘制患者的实时活动图，从而帮助跟踪和治愈特定的健康问题。

在医学研究领域中，数据可视化可以通过呈现不同形态的医学影像、血液检验、电生理信号、电子病历等，帮助医生了解病情发展、病灶区域，甚至拟定治疗方案，同时还可以帮助更加合理地管理医疗机构，协调和发展医疗行业。例如，可视化技术在实时临床诊疗、生物医药试验、个性化医疗保健及医疗资源分配等方面体现出了一定的优势。

基于临床数据的动态分析，对患者进行更有预测性的疾病诊疗和医疗保健护理，提高医疗诊断的精准度。实时更新医疗数据仓库，不断地完善对临床智能诊疗的决策支持。

通过大量的生物医疗大数据统计可视化分析，挖掘其隐藏价值，有助于生物医疗实验的各因素计量研究做到更加的精准。同时结合传统实验工具和数据挖掘算法的研究来改善临床试验的设计。

针对健康医疗大数据可视化分析为个性化医疗保健提供智能分析，做到及时预防疾病的发生，防止传染病的发生和蔓延，同时增强社会医疗保健的正确认知。

在日常的医疗机构信息化发展中，通过医疗机构接诊数据的可视化分析，可以不断地优化医疗行业的服务支持和质量，合理化分配医疗资源，确保医疗资源的适当分配。如果没有可视化技术的支持，大量的健康医疗数据将无法发挥其本身的作用。数据可视化使健康医疗行业能够利用大量数据来更好地为患者护理。大多数人不需要了解研究进行的每个细节，他们只需要快速、可行的建议，数据可视化使医疗行业中最重要的方面成为重点，帮助我们更好地识别模式和相关性，并使数据分析更加高效。这就是数据可视化可以提供帮助的地方。

十二、可视化技术应用于健康医疗大数据的局限有哪些方面？

虽然健康医疗大数据可视化的实际应用越来越广泛，并在医疗健康的许多领域中体现出了其所具备的优势，但目前医疗健康大数据的可视化研究仍有较大的探索空间，仍有许多问题亟待解决。

1. 医疗信息安全性 医疗大数据可视化中存在很多不容忽视的信息安全问题，这些都将成为医疗健康大数据可视化研究与应用中的阻碍，是一个急需解决的重要问题。

2. 系统可视化方法 在不同的研究领域中医疗大数据可视化的图形化表示方法各不相同，深入研究医疗大数据及其可视化，需要详细分析各种方法，找到其中存在的共同点，从而提供一种更高层次的标准化可视化方法。可视化的表示形式多种多样，对于每一种呈现方式，如何将数据美观地绘制出来是一个难题，因此设计表现力研究也是一个重要课题。

3. 数据冗余问题 随着数据量的逐步增多，分析数据所使用的数据网络会越来越庞大，医疗健康大数据所要面对的问题也会越来越烦琐，所以如何解决医疗大数据数字化、碎片化等实际问题也同样十分重要。

4. 多样性可视化　在大数据分析中，因为巨大的数据规模和多样的数据类型，用单一的分析方法分析难以表现出其内在特性与价值。因此，将医疗大数据可视化技术与各种大数据分析技术有机地融合是具有挑战性的研究课题。

作者：陈清财，教授，博导，哈尔滨工业大学（深圳）智能计算研究中心主任，中国中文信息学会理事、医疗健康与生物信息处理专委会主任、语言与知识计算专委会医疗知识图谱工作组召集人。

参考文献

[1] 王艺 . 基于医疗大数据的可视化算法研究与应用 [D]. 2018.

[2] 王艺，任淑霞 . 医疗大数据可视化研究综述 [J]. 计算机科学与探索 , 2017, 11(5): 681-699.

[3] 周毅，赵霞 . 健康医疗大数据技术与应用 [M]. 北京：人民卫生出版社，2019.

[4] 郭燕丽，张绍祥，刘正津，等 . 人体三维可视化心脏与多平面经食道超声心动图的对照研究 [J]. 中国超声医学杂志 ,2003(12):917-920.

[5] 张海波 . 医学 CT 图像的三维分割与可视化研究 [D]. 济南：山东师范大学 , 2005.

[6] 吕新荣，高新波，邹华 . 基于医学影像的血管快速提取与可视化 [J]. 中国生物医学工程学报 ,2009(4):527-534.

[7] 张涛 . 基于语音特征的帕金森病可视化诊断方法研究 [D]. 秦皇岛 : 燕山大学 , 2012.

[8] 刘莉，姚京京，李俊，等 . 基于共词分析和可视化的高血压疾病关联性挖掘 [J]. 中国医学物理学杂志 , 2019 (5): 24.

[9] 蔡伟，向飞，黄耀欢，等 . 三维可视化技术在巨块型肝癌可切除性评估及手术规划中的应用价值 [J]. 中华消化外科杂志 ,2017(1):53-58.

[10] 方驰华，李乔林，蔡伟 . 三维可视化技术在肝门部胆管癌诊断与治疗中的转化应用 [J]. 中华消化外科杂志 ,2018(4):343-346.

[11] 孙涛，韩善清 . 三维 (3D) 可视化技术在复杂骶骨肿瘤精准手术治疗中的价值初探 [J]. 中国医学装备 , 2018, 15(5): 97-101.

[12] 王勇超，罗胜文，杨英宝，等 . 知识图谱可视化综述 [J]. 计算机辅助设计与图形学学报 , 2019, 31(10): 1666-1676.

[13]PIAO G Y, BRESLIN J G. A study of the similarities of entity embeddings learned from different aspects of a knowledge base for item recommendations[C] //Proceedings of European Semantic Web Conference. Heraklion, Crete, Greece. 2018: 345-

359.

[14]BASTIAN M, HEYMANN S, JACOMY M. Gephi: an open source software for exploring and manipulating networks[C]// Third international AAAI conference on weblogs and social media. San Jose, California, United States of America. 2009: 361-362.

[15] 何国平，章笠中，何前锋 . 智慧医疗及医疗物联网应用概述 [J]. 电信网技术 , 2013,8:19–26.

[16] 樊嫚，陈敏 . 医疗物联网技术与应用探讨 [J]. 中国数字医学 , 2011,6(10):71–73.

[17] 李沣骥 . 盘一盘新型智能医用传感器 [J]. 中国医药报 , 2019,Mar(19):8.

[18]OH SY, HONG SY, JEONG YR, et al. Skin-attachable, stretchable electrochemical sweat sensor for glucose and pH detection[J]. ACS applied materials & interfaces. 2018;10(16):13729–40.

[19] 胡列伦 . 医院患者健康管理中物联网技术的应用研究 [J]. 电子技术与软件工程 , 2013,(18):40.

[20] 庄菲 . 物联网技术在智慧医疗领域的应用 [J]. 电脑编程技巧与维护 ,2018,(3):16-17,22.

[21] 邓贵华，陈小葵，杨亮等 . 基于物联网技术医院特殊药品

管理系统的构建 [J]. 医药导报，2019,38(2):270-272.

[22] 贾李蓉，刘静，于彤，等．中医药知识图谱构建 [J]. 医学信息学杂志，2015, 36(8): 51-59.

[23] 修晓蕾，吴思竹，崔佳伟，等．医学知识图谱构建研究进展 [J]. 中华医学图书情报杂志，2018, 27(10):33-39.

[45] 侯梦薇，卫荣，陆亮，等．知识图谱研究综述及其在医疗领域的应用 [J]. 计算机研究与发展，2018, 55(12):5-17.

第 6 章

健康医疗大数据与知识库

一、分子生物学基本概念是什么？

　　人类的遗传依靠遗传信息的传递，遗传信息蕴含在DNA中，一个人体内所有的DNA序列组成了这个人的基因组。DNA是由脱氧核苷酸组成的长链，每个脱氧核苷酸中有一个碱基，碱基共有四种：腺嘌呤（adenine，A）、胞嘧啶（cytosine，C）、鸟嘌呤（guanine，G）与胸腺嘧啶（thymine，T）。ATCG碱基随着DNA长链排列而成的顺序形成了人类的遗传密码，人体内已有一套完整的"解密"系统，能够读出密码所蕴含的遗传信息，并依靠这些信息的指示进行有序的生物活动。在人体内DNA并不是以脱氧核苷酸长链的形态存在的，为了保证DNA序列的稳定性，DNA会与一种名为组蛋白的蛋白质结合成为染色质，染色质经过一系列生化过程，在空间上进行螺旋然后缩短变粗形成染色体，使得DNA序列不会轻易发生改变。

　　尽管如此，DNA序列仍然有概率发生改变，比如在DNA复制时会产生错误。这种DNA序列的变化称为突变。突变有很多种形式，例如，由某一碱基如A突变为T的单碱基突变，多个碱基的插入、缺失、重复等。由于"解密"系统的容错机制，突变并不一定会改变遗传信息，这些不产生影响的突变又被称为沉默突变。当突变改变了遗传信息，进而影响一系列的生物活动，最终可能会出现一些表型的变化，比如按照正常遗传的蓝色瞳孔因为突变而表现为绿色瞳孔。

疾病也是一类表型，突变同样会引起疾病，这类因为DNA序列改变而引起并且可以传递给后代的疾病称为遗传疾病。为了破译人类的遗传信息，在1990年，多国科学家启动了人类基因组计划：测定人类基因组中所有碱基的排列顺序，以此绘制人类基因组图谱。这项巨大的工程最终在2003年宣告完成，直至今日，人类基因组图谱仍在完善中。

在这期间基因测序技术的发展被极大的推动。最初的基因测序技术是Sanger测序，这个方法准确率高，但测序效率低且成本很高。之后二代测序的发展解决了成本和效率问题，也是目前的主流测序方法。而当前正在发展中的三代测序不仅实现了单分子测序，且测序片段较二代更长，这使得三代测序在测序的准确率上有了更大的提高。人类基因组测序计划和基因测序技术的发展也催生了一些新的遗传学研究方法，如全基因组关联分析（genome-wide association study，GWAS），在人类全基因组范围检测序列突变，通常会比较特定表型（或疾病）群体和对照群体的序列差异，且更多关注序列在单个位点上的差异，即单核苷酸多态性（single nucleotide polymorphism，SNP）与表型（或疾病）的联系。

二、健康医疗知识库的概念是什么？

据维基百科定义，知识库（knowledge base）是用于知识管理的一种特殊的数据库，以便于有关领域知识的采集、整理及提取。健康医疗知识库是以人类的健康和医疗信息为知识目标，整合多维度生物学信息和医学信息的特殊数据库，以便于医疗领域知识的采集、整理及提取。因为人类的健康医疗相关的知识主要建立在人们对生物学和医学信息两个层面，该知识库需要多交叉领域的专家参与，所采集、整理和提取的知识包括人类作为一个生物体的生物学基本事实、临床医疗数据、规则和其他有关信息。

三、基于健康医疗大数据形成的数据库类型有哪些？

传统对数据库的划分主要是将数据库分为关系数据库

和非关系数据库，因此我们对基于健康医疗大数据的数据库也据此划分进行介绍。

关系数据库是以行和列的形式存储数据，这些行和列可以被理解为二维表，整个关系数据库的数据结构是由一系列的表和各个表之间的关系组成的，数据高度结构化，能够使用数据查询语言SQL来对数据进行查询和其他操作。健康医疗相关数据库中，一体化医学语言系统（unified medical language system，UMLS）就是一个典型的关系型数据库。UMLS中的超级叙词表（Metathesaurus）是它的核心，其中包含了100多万个生物医学领域概念，收录在内的术语集有疾病相关的ICD-10、基因相关的GO、药物副作用相关的WHO-ART等。数据库的概念之间由各种关系来进行组织，如"isa"代表的层级关系，"iscausedby"表示的关联关系等。在应用上，UMLS提高了一些文献数据库如PubMed的检索功能，帮助扩展检索词来得到更全面的检索结果。除此之外，还有一些基于超级叙词表的自然语言处理工具，如MetaMap，能够将生物医学文本中的描述匹配到超级叙词表概念。

非关系数据库有键值对型、文档型等多种存储类别，它丢掉了数据之间的关系使得数据库具有容易扩展的能力。

由于健康医学大数据繁杂的关系，庞大的数据量，频繁变更的特点，非关系型的数据库在健康医学领域中更为常见。

例如，DailyMed 是一个收录已上市药品说明书的数据库，提供关于市场药物的可靠信息；是 FDA 标签信息的官方提供者（包装插页）；提供药物包装插页中的药物含量和标准标签，提供全面并且最新的查询和可下载资源。用户可以从中搜索到药品的成分、药品使用剂量、药品不良反应等多种信息。DailyMed 所提供的数据适合以键值形式进行储存，适应于 MongoDB 等流行的非结构化数据库进行条目管理。

再如，电子病历数据是对传统手写病历的一种信息化更新，指医疗机构用信息化的手段，将门诊、住院患者、保健对象的病情、临床诊疗、干预过程、出院记录，按照统一的规范和编码进行记录。按照《电子病历应用管理规范（试行）》定义，电子病历是指医务人员在医疗活动过程中，使用信息系统生成的文字、符号、图表、图形、数字、影像等数字化信息，并能实现存储、管理、传输和重现的医疗记录，是病历的一种记录形式，包括门（急）诊病历和住院病历。电子病例通常包括患者在医院所接受的各种检查记录、治疗记录、护理记录、出院小结，如上种种电子化的记录是医院中医疗信息系统的核心，由于其普遍涉及文本和图片资料，比较适合以文档型非结构化数据库进行储存。由于电子病历数据所涉及的隐私问题，对数据进行盲化处理是数据再使用的前提，而即便如此，囿于数据保护的严格政策，公众也难以获取真实的电子病例数据。作为一种替代，为方便公众获取公开的诊疗实验数据，ClinicalTrials.gov 提供了开放的数据获取和完整下载，有关其具体介绍请见七。

四、精准医学知识库建设包括哪些内容？

不同于一般意义上的医学知识数据库，精准医学知识库针对人类个体的精准医学治疗展开，因此其建设应该包含患者样本的多维度数据信息。例如，在遗传层面上，应该包含基因组学信息、蛋白质组学信息、代谢组学信息等信息；而在临床层面上，患者的电子病历、医学影像信息、预后情况等均可以作为知识库建设的内容。

同时，对上述各个维度的信息进行有效关联是精准医学知识库建设中值得鼓励的做法。譬如，基因组中某一位点突变与病历中记录某一疾病的关联，或医学影像信息中某一异常结构的关联，都有助于将知识分析对应到具体的个体。因此，在精准医学知识库中不仅要保证多维度信息的收集，而且要将这些多维度的信息相互连通起来，形成一个巨大的知识网络。在应用上，为医生诊断提供决策，为科研工作者提供分析数据。

在多维度的生物组学数据中，值得一提的重要数据包括如下一些组学数据。

基因组：一个生物体的基因组是指生物体一套染色体中完整的 DNA 序列。这些 DNA 序列上承载遗传信息的片段称为基因，他们是遗传的基本单位。

基因突变：指基因在序列上或结构上发生改变。

基因组学：在基因组的水平上研究生物体的所有基因，和基因之间的相互关系，以及它们对生物的影响。一些基因原始测序数据可以在 SRA 数据库中获得，SRA 是一个存储二代测序数据的公共数据库，包括 DNA 测序数据（ChIP-Seq）和 RNA 测序数据（RNA-Seq），除此之外还有针对癌症的 TCGA 数据库，详情见五。

蛋白质组学：蛋白质组指一个基因组所表达的全套蛋白质，蛋白质组学则是在蛋白质组水平上研究所有蛋白质的特征和组成及其变化规律，这一类数据可以在

ProteomeXchang 数据库获取。

代谢组学：代谢组学是在代谢层面对生物体内所有代谢物进行定量分析，并研究代谢物与生物体生理变化的关系。代谢组学相关的数据库大多是代谢通路信息和各种代谢物信息的数据库如 KEGG，而收集代谢组学原始数据的数据库不多，其中美国 NIH 的 MetabolomicsWorkbench 是最有代表性的一个。

在临床层面，电子病历数据库的构建是健康医学知识库构建的主要形式。我国医疗信息化建设从 20 世纪 90 年代开始起步，近些年来，由于电子病历在医院数字化建设中的核心地位，国家从政策角度进行了大力推动。2015 年，国务院发布《全面医疗卫生服务体系规划纲 (2015–2020)》，强调到 2020 年实现电子病历基本覆盖全国人口并信息动态更新。如今，国务院、卫健委等部门已经出台一系列政策和标准，确立了电子病历的详细标准和分级评价体系，明确了电子病历建设的时间节点和发展路径，这为电子病历知识库的构建明确了方向。

五、如何构建疾病—基因组学关联数据库？

　　构建疾病—基因组学关联数据库可基于实际样本分析，也可在已有数据基础上进行汇总。

　　基于实际样本的疾病—基因组学关联数据库是在患者群体的基因组测序样本上进行分析，找出基因突变与疾病的关联性。这类数据库为保证分析结果的有效性，需要大量的患者样本。已知的有 TCGA 数据库，由美国 NationalCancerInstitute(NCI) 和 NationalHumanGenomeResearchInstitute（NHGRI）联合创建，主要关注癌症，收录癌症患者的临床信息，基因测序样本，基因表达情况，DNA 甲基化程度等信息。例如，图 6–1 是 TCGA 中一个乳腺癌数据集合，Summary 中是数据的基本信息，图中右上角显示了在这个数据中包含 1 098 个样本（即 1 098 位患者数据），总共有 33 766 个文件，121 个注释信息。下方的 DataCategory 和 ExperimentalStrategy 是这些数据分别以数据类型和实验方法这两种不同标准进行分类的结果。DataCategory 中则是上文提到癌症患者的临床信息，基因测序样本，基因表达情况，DNA 甲基化程度等信息，可以在 Case 列以患者为单位下载

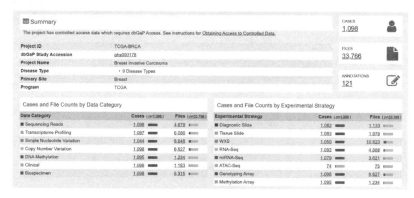

图 6-1TCGA 数据库中乳腺癌相关数据简介页面

数据文件，也可以在 Files 列直接下载数据文件。

　　基于实际样本的疾病—基因组学关联数据库构建比较常用的统计手法为关联分析，譬如 Logistic 回归。该方法是一个经典的统计学模型，利用该模型可以预测并解释因变量（譬如疾病表型）和自变量（RNA 表达量）之间的关系。事实上，针对规范的数据类型，也已经开发了众多成型的统计分析工具以实现这些算法。譬如以 GWAS 分析为例，PLINK 是较为主流的分析工具，并能给出曼哈顿图针对表型相关基因数据进行可视化呈现。图 6-2 是一个针对 GWAS 结果的 Mahattan 图举例，横坐标呈现的是压缩下的 DNA 序列位置，纵坐标为 -logp，p 为关联分析统计假设下的 p 值。

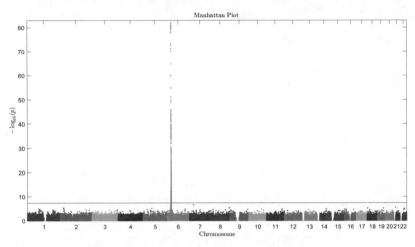

图 6-2 针对 GWAS 结果的 Mahattan 图举例

直接分析数据对实验设计者的技术准备有一定的要求，另外一种流行做法是整合现有数据，即基于数据汇总的疾病—基因组学关联数据库通过人工收集整理其他数据库中相关数据进行二次分析得到新的结果，或者收集汇总已发表文献中的相关数据。如 GWAScatalog，由美国 National Human Genome Research Institute(NHGRI) 和欧洲 European Bioinformatics Institute(EBI) 共同创建和维护的公开数据库，人工整理收录目前已发表的研究结果。图 6–3 是

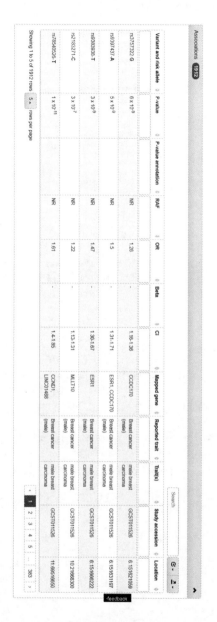

图 6-3GWASCatelog 中乳腺癌相关 SNP 列表界面

GWAScatelog 中 breastcancer 相关的 SNP，同时提供 SNP 匹配到的基因。

基因表达：指由基因通过转录翻译得到功能性基因产物的过程，功能性产物可能是 RNA 也可能是蛋白质。

DNA 甲基化：DNA 修饰的一种，能够改变 DNA 的构象，在不改变基因序列的前提下影响基因表达。

基因测序：人类基因组序列是由 ATCG 四种脱氧核苷酸排列的，它们排列组成的片段蕴含着丰富的遗传信息。基因测序则是得到它们在基因组中的排列顺序用于后续遗传学分析。

单核苷酸多态性：指人类 DNA 序列上单个脱氧核苷酸的改变，如原本的 A 变为 T，由于 DNA 是承载遗传信息的物质，DNA 序列的改变会影响它所携带的遗传信息，进而对生物体产生影响，比如导致生物体疾病。

表型：指一个生物体可以被观察到的特定外观，如人的瞳孔颜色、人的身高。生物体的表型主要是由基因控制的，但外界环境也会对表型产生一定影响。

六、如何构建基因—药物关联数据库？

构建基因—药物关联数据库可以通过搜集整理相关的数据库和文献中的信息，建立一个便于人们使用的数据库，通过搜索疾病基因来获知哪种药物可以治疗该疾病，也可以了解一些最新的基因—药物方面的研究成果。如 CTD（the comparative toxicogenomics database）数据库，它是一个免费而且非常便于检索的数据库，数据类别包括基因、疾病、暴露、化学、通路和表型。图 6-4 是在这个数据库中检索乳腺癌的基因信息时得到的部分结果，由此我们可以得知哪些基因会在乳腺癌疾病中表达。

DrugBank 数据库也是一个用来查询基因和药物关系的数据库，它包含了详细的药物数据和药物的作用信息。每

		Gene
1.	♣ ♈ ♋	ABCG2 ATP binding cassette subfamily G member 2 (Junior blood group) [Synonym: breast cancer resistance protein]
2.	♣ ♈ ♋	AGR3 anterior gradient 3, protein disulphide isomerase family member [Synonym: breast cancer membrane protein 11]
3.	♣ ♈	AKAP13 A-kinase anchoring protein 13 [Synonym: breast cancer nuclear receptor-binding auxiliary protein]
4.	♣ ♈	AKIP1 A-kinase interacting protein 1 [Synonym: breast cancer associated gene 3]
5.	♣	AMPH amphiphysin [Synonym: amphiphysin (Stiff-Mann syndrome with breast cancer 128kD autoantigen)]
6.	♣ ♈	ANKRD17 ankyrin repeat domain 17 [Synonym: serologically defined breast cancer antigen NY-BR-16]
7.	♣ ♈	ANKRD30A ankyrin repeat domain 30A [Synonym: serologically defined breast cancer antigen NY-BR-1]
8.	♣ ♈	ANKRD30B ankyrin repeat domain 30B [Synonym: serologically defined breast cancer antigen NY-BR-1.1]
9.	♣ ♈	ARID4B AT-rich interaction domain 4B [Synonym: breast cancer-associated antigen]
10.	♣ ♈ ♋	BCAR1 BCAR1 scaffold protein, Cas family member [Synonym: breast cancer anti-estrogen resistance 1]
11.		BCAR1 L BCAR1, Cas family scaffold protein L homolog [Synonym: breast cancer anti-estrogen resistance 1 L homolog]
12.		BCAR1P1 BCAR1 pseudogene 1 [Synonym: breast cancer anti-estrogen resistance 1 pseudogene 1]
13.		BCAR1P2 BCAR1 pseudogene 2 [Synonym: breast cancer anti-estrogen resistance 1 pseudogene 2]
14.		BCAR1.S BCAR1, Cas family scaffold protein S homolog [Synonym: breast cancer anti-estrogen resistance 1 S homolog]
15.	♣ ♈	BCAR3 BCAR3 adaptor protein, NSP family member [Synonym: breast cancer anti-estrogen resistance 3]
16.		BCAR3.L BCAR3, NSP family adaptor protein L homolog [Synonym: breast cancer anti-estrogen resistance 3 L homolog]
17.		BCAR3.S BCAR3, NSP family adaptor protein S homolog [Synonym: breast cancer anti-estrogen resistance 3 S homolog]
18.	♣ ♈	BCAR4 breast cancer anti-estrogen resistance 4
19.	♣ ♈	BCAS1 brain enriched myelin associated protein 1 [Synonym: amplified and overexpressed in breast cancer]
20.	♣ ♈ ♋	BCAS2 pre-mRNA processing factor [Synonym: spliceosome associated protein, amplified in breast cancer]
21.	♣ ♈	BCAS3 BCAS3 microtubule associated cell migration factor [Synonym: metastasis associated antigen of breast cancer]
22.	♣ ♈	BIN2 bridging integrator 2 [Synonym: breast cancer-associated protein 1]

图 6-4 CTD 数据库中乳腺癌相关基因页面

个 DrugCard 条目包含药品化学数据信息、药物靶点或蛋白质数据信息。当用户检索一个药物时，可以看到这个药物的所有信息，比如这个药物的靶点、药效学信息、药物的化学结构等，这非常便于了解哪些药物可以用于治疗哪些基因导致的疾病，使基因和药物之间具有关联性。DrugBank 数据库向用户提供免费的资源，支持下载所有的药物信息，用户在使用这些的数据时说明是引用自 DrugBank 数据库即可。图 6-5 是 DrugBank 数据库中药物和药物靶标对应表格，药物对靶标的具体作用可以在药物详情页找到。数据库提供 xml 格式的数据下载。

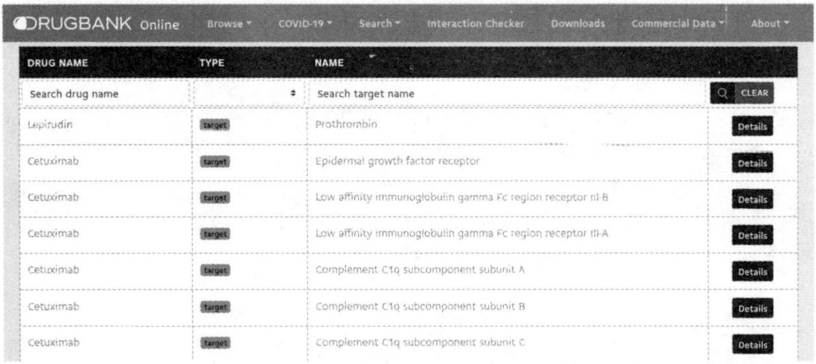

图 6-5 DrugBank 数据库中药物及其靶标基因列表

（https://www.drugbank.ca/targets）

七、如何构建疾病—药品关联数据库？

构建疾病—药品关联数据库可根据临床信息总结收集。如 ClinicalTrails.gov，由美国 National Library of Medicine(NLM) 管理的临床试验数据库。记录了各种临床试验中的实验药物和治疗效果等。在这个数据库中，用户可以获取有哪些药物曾应用于某一疾病上，以及药物的研究阶段。图 6-6 是 ClinicalTrails.gov 数据库中一个乳腺癌临床试验的基本信息，在这个试验中用到了两种药物，Sapacitabine 和 Olaparib，它们的临床试验进展分别是第 1 阶段和第 2 阶段。这个数据库提供单个药物或疾病的查询，同时也提供数据的整体下载。

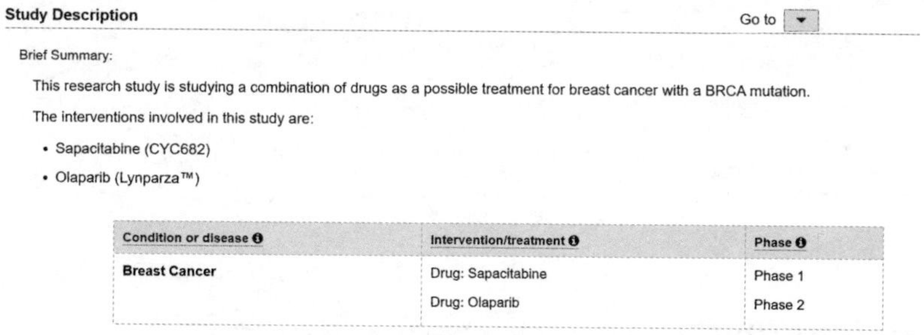

Study Description   Go to ▼

Brief Summary:

This research study is studying a combination of drugs as a possible treatment for breast cancer with a BRCA mutation.

The interventions involved in this study are:

- Sapacitabine (CYC682)
- Olaparib (Lynparza™)

Condition or disease ❶	Intervention/treatment ❶	Phase ❶
Breast Cancer	Drug: Sapacitabine	Phase 1
	Drug: Olaparib	Phase 2

图 6-6ClinicalTrails.gov 数据库中一个乳腺癌药物临床试验的简介页面
（https://clinicaltrials.gov/ct2/show/study/NCT03641755?cond=breast+cancer&draw=2）

事实上，人们不仅可以收集构建药物及其适应证的疾病—药品关联数据库，也可以以药物及其副作用的关联来构建数据，如 sider 数据库通过挖掘公共数据（如 FDA）的药品说明页面收集并整理上市药物的副作用、副作用频率等信息。图 6-7 是在 sider 数据库中搜索乳腺癌得到的结果，左侧 Drugs with this side effect 下是使用后的副作用会导致乳腺癌的药物列表，右侧 Drugs with this indication 下是能够治疗乳腺癌的药物。

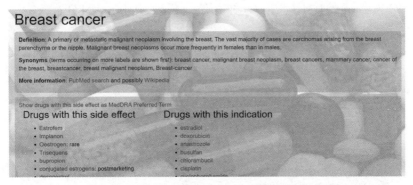

图 6-7 Sider 数据库中以乳腺癌为副作用的药物和治疗乳腺癌药物的列表
（http://sideeffects.embl.de/se/C0006142/）

八、精准医学知识库有哪些具体应用？

从研究层面而言，通过多组学数据与临床表型结合分析，促进疾病的发生机制和精准治疗方案的研究。精准医学知识库可作为整合多维数据的公共数据库提供样本数据下载，如前文提到的各类数据库。将各类数据整合并联系起来有助于建立标准的数据体系，当前有关疾病基因的多维数据精准医学研究中会遇到数据没有统一编号或者表述不一致的障碍，因为不同的数据来源于不同数据库，在各自的数据库中拥有数据库的一套 ID，如疾病在 CTD 数据库中由 MeSHID 编号，而在 HPO 数据库中却是 HPOID，这样编号的不统一总是会为两套数据的合并造成障碍。而建立一个完整的精准医学知识库，提供一套在多维数据中都一致的数据编号，这为研究者们进行大范围的数据分析提供了便利。

从临床角度而言，精准医学知识库的建立能够极大地推动智慧医疗的发展，可作为依据辅助医生进行诊断，它扩大了以往医生做诊断的辅助依据范围，医生可以不仅仅根据电子病历、医学影像等信息，更可以参考遗传上的信息，为患者做出更精确地诊断。除治疗疾病之外，精准医学知识库在预防遗传疾病上也可发挥作用。由于遗传疾病的发病与否大部分取决于基因，且发病时间不定，因此通过基因测序，人们可以了解自己的基因缺陷，结合精准医学知识库的辅助推断，就能了解到这些基因缺陷会导致患某些疾病的概率，从而在疾病发生前做出准确的预防措施。

九、精准医学知识库重点关注哪些疾病领域？

精准医学的精准主要体现在将患者的遗传信息纳入诊断和治疗的考虑范围，因此精准医学知识库应当重点关注遗传信息会被改变的疾病，如由基因突变导致的遗传疾病（尤其是一些罕见病）和癌症。

罕见病的发病率极低，但种类繁多，约有 7 000 种，这使得整个罕见病患者群体非常庞大。由于单个罕见病的患者群体过于稀少，普通疾病研究方法无法应用于罕见病的研究上，因此精准医疗成为了罕见病的主要治疗方式。

精准医学在罕见遗传疾病上的应用案例有很多，美国一名患者从六岁时开始脚趾弯曲并且逐渐到腿部，她曾做过多次骨科手术却并没有很好的疗效，到了三十岁医生认为她可能患了遗传性痉挛性截瘫，但并没有人能确诊。直到她在 2012 年参加了一项基因检测试验，科学家在试验中对她的基因组进行测序，并发现这名患者的 GCH1 基因突变表明她会对某种药物产生反应，而这个药物能够帮助治疗她的症状，困扰她多年的疾病终于得到了解决。

除罕见病外，精准医疗还应该关注肿瘤。传统的肿瘤治疗方法主要依靠统一的放疗和化疗，但肿瘤的类型是很复杂的，同一种肿瘤如乳腺癌也可以根据临床表现或者突变特征被分为多种亚型。精准医疗可以通过对患者的肿瘤细胞测序，确定突变基因，并根据突变基因找到对应的靶向药物，从而有利于医生为特定患者群体设计对应的治疗方案。

十、什么是精准肿瘤知识库？

肿瘤是一种典型的复杂疾病，往往由多个基因病变导致，而受遗传影响相对较小。由于基因突变的不断累积，人体信号通路中的信号传导异常导致细胞非正常增殖，最终形成癌症。癌症的发生机制复杂，由于不同癌症的突变位点不同，导致疾病的临床表现不同。

当相同一群人被诊断出同样的一种肿瘤，个体的基因差异导致每位患者对药物的反应不同，他们中基因序列的变化差异导致药物疗效因人而异。因此精准肿瘤治疗的方案往往根据变异基因位点，为患者"量身定制"治疗方案，帮助患者选择潜在效果好、毒副作用小的化疗药物，减轻毒副作用带来的痛苦，最大程度保证治疗方案的疗效。精准医疗的应用大大提高了一些肿瘤的治疗效果，研究者们通过分析大量患者的基因测序等样本数据，找到了一些肿瘤的特异性突变基因，同时为这些基因找到了特异性靶向它们的药物。

在肿瘤诊断中，可根据患者的基因测序结果，寻找与其精准对应的治疗药物，从而达到最好的治疗效果。如在黑色素瘤患者中，人们发现 BRAF 基因的 V600E 突变是一个特异性突变，并且找到靶向 BRAF 基因的治疗药物达拉非尼。

因此精准肿瘤知识库的建立是十分有必要的，它能够促进对肿瘤特异性突变基因和其靶向药物的研究，知识库也能为肿瘤的精确诊断提供依据，帮助医生为患者提供更适合患者个人的治疗方案。

我国对肿瘤数据的社会调查十分重视，到 2019 年 8 月为止，我国已建成 574 个肿瘤登记监测点（http://www.gov.cn/xinwen/2019–08/18/content_5422100.htm）。肿瘤登记是系统性、经常性收集有关肿瘤及肿瘤患者信息的统计制度，是癌症防治的重要基础，笔者认为也是建立全社会的精准肿瘤知识库的政策保证。该报告显示，国家癌症中心定期汇总和分析肿瘤登记资料并形成年度肿瘤登记报告，2019年我国的肿瘤登记监测点已覆盖 4.3 亿人口。另据政府网络报道（http://www.gov.cn/xinwen/2018-10/25/content_5334387.htm），重庆正在建设恶性肿瘤大数据平台，依托医疗大数据收集、分析、预测等功能，可以辅助预测患病风险，协助判断疾病走势，还能帮助医生制定个体化治疗方案。

作者：夏静波，博士，华中农业大学信息学院大数据科学系副教授，湖北省农业生物信息重点实验室成员，国际化组织 ACL 生物医药自然语言处理小组（SIGBIOMED）成员，中国中文信息学会医疗健康与生物信息处理专业委员会委员。王宇星，硕士，主要研究方向是生物医药语料库设计和生物信息挖掘。

参考文献

[1] BODENREIDER, O. The unified medical language system (UMLS): integrating biomedical terminology[J]. Nucleic acids research 2004, 32(suppl_1), D267-D270.

[2] ARONSON, A.R. Effective mapping of biomedical text to the UMLS Metathesaurus: the MetaMap program[C]. Proc AMIA Symp. 2001, 17-21.

[3] KODAMA Y, SHUMWAY M, LEINONEN R. The Sequence

Read Archive: explosive growth of sequencing data[J]. Nucleic acids research, 2012, 40, D54-D56.

[4] WEINSTEIN J.N., COLLISSON E.A., MILLS G.B, et.al. Ellrott K, Shmulevich I, Sander C, Stuart J.M. The Cancer Genome Atlas Pan-Cancer Analysis Project[J]. Nature Genetics, 2013, 45(10), 1113–1120.

[5] VIZCAÍNO J.A., DEUTSCH E.W., WANG R,Z, et al. Proteomexchange provides globally coordinated proteomics data submission and dissemination[J].Nature biotechnology, 2014, 32(3), 223-226.

[6] KANEHISA M, FURUMICHI M, TANABE M,et al. KEGG: new perspectives on genomes, pathways, diseases and drugs[J]. Nucleic acids research, 2017, 45(D1), D353-D361.

[7] SUD M, FAHY E, COTTER D, et al. Metabolomics Workbench: An international repository for metabolomics data and metadata, metabolite standards, protocols, tutorials and training, and analysis tools[J]. Nucleic acids research, 2016, 44(D1), D463-D470.

[8] PURCELL S, NEALE B, TODD-BROWN K, et al. PLINK: a tool set for whole-genome association and population-based linkage analyses[J]. The American journal of human genetics, 2007, 81(3), 559-575.

[9] WELTER D, MACARTHUR J, MORALES J,et al. The NHGRI

GWAS Catalog, a Curated Resource of SNP-Trait Associations[J]. Nucleic Acids Research, 2013, 42(D1), D1001-1006.

[10] DAVIS A.P., GRONDIN C.J., JOHNSON R.J, et al. The comparative toxicogenomics database: update 2017[J]. Nucleic acids research, 2017, 45(D1), D972-D978.

[11] WISHART D.S., KNOX C, GUO A.C., et al. DrugBank: a knowledgebase for drugs, drug actions and drug targets[J]. Nucleic acids research, 2008, 36 (suppl_1), D901-D906.

[12] KUHN M, LETUNIC I, JENSEN L.J., et al. The SIDER database of drugs and side effects[J]. Nucleic acids research, 2016, 44(D1), D1075-D1079.

[13] KÖHLER S, DOELKEN S.C., MUNGALL C.J., et al. The Human Phenotype Ontology project: linking molecular biology and disease through phenotype data[J]. Nucleic acids research, 2014, 42(D1), D966-D974.

[14] Sohn, E. Diagnosis: A clear answer[J]. Nature, 2016, 537(7619), S64–S65.

[15] Liu M, Watson L.T., Zhang L. HMMvar-Func: a New Method for Predicting the Functional Outcome of Genetic Variants[J]. BMC Bioinformatics, 2015, 16(1), 351.

第 7 章

健康医疗大数据与人工智能

一、什么是医疗人工智能？

医疗人工智能是以机器学习和数据挖掘等为核心的医疗健康产业链新技术。从技术细分角度看，主要包括使用机器学习技术实现药物研发、疾病预测、基因测序预测等；使用智能语音与自然语言处理技术实现智能问诊、智能导诊等；使用机器视觉技术实现医学图像识别、病灶识别、皮肤病自检等。从应用场景来看，主要有虚拟助理、医学影像、辅助诊疗、疾病风险预测、药物挖掘、健康管理、医院管理、辅助医学研究平台等应用场景。

二、健康医疗大数据与人工智能的关系是什么？

健康医疗大数据是大数据在医疗领域的一个分支，是指在人类健康相关的活动中产生的与生命健康和医疗有关的数据，人工智能在医疗领域以健康医疗大数据为基础，根据医疗大数据的多态性、时序性、隐私性、冗余性和不完整性等特点实现技术的快速革新和升级；健康医疗大数据以人工智能为手段，提升诊疗水平，为用户提供临床诊疗、药品研发、保险经营、管理决策、人工智能数据等服务。

三、人工智能在健康医疗大数据中的应用现状是什么？

人工智能在健康医疗大数据的应用包含很多方向，比如临床操作的诊疗效果研究、临床决策支持系统、远程监控、临床试验数据分析、个性化治疗、疾病模式的分析等。然而，医疗行业的数据应用虽然一直在进行，但健康医疗大数据由于其隐私性问题导致大规模数据共享始终无法实现，仍然存在数据孤岛的情况，因此医疗数据采集端和人工智能应用端的数据隐私保护问题是健康医疗大数据大规模应用所面临的主要问题。

四、人工智能在健康医疗大数据方面的关键技术有哪些？

目前，人工智能在健康医疗大数据方面的关键技术主要包括：机器学习、深度学习、自然语言处理技术、计算机视觉技术、群体智能技术、智能芯片技术、脑机接口技术、图像识别技术以及语音识别技术等，具体如下：

（1）机器学习：如决策树（疾病预测、辅助诊断）、贝叶斯网络（医疗诊断、治疗规划）、人工神经网络（疾病预后评估、早期预防）、支持向量机（骨龄估计、跌倒检测、医疗咨询框架）等；

（2）深度学习：如卷积神经网络、深层信念网络、深度神经网络以及递归神经网络，主要用于疾病诊断、药物研发、医学影像分析等；

（3）自然语言处理技术：主要用于临床医学术语知识库建设、医学信息抽取、医学文本分类、医疗决策支持、病人信息管理、医疗信息问答、医学知识挖掘等；

（4）计算机视觉技术：主要用于病变检测、病理图像分割、病理图像配准、基于病理图像的三维建模与仿真等；

（5）脑机接口技术：人体神经系统实时监测、疾病"改善/恢复"训练、替代损伤或疾病丧失的功能、植入大脑增强记忆等；

（6）图像识别技术：用于医学图像几何处理、医学图像数字转换、医学图像变换、医学图像识别等；

（7）语音识别技术：用于语音电子病历、辅助诊疗等。

五、人工智能在健康医疗大数据方面的应用场景？

人工智能在健康医疗大数据方面的应用场景主要有虚拟助理、医学影像、辅助诊疗、疾病风险预测、药物挖掘、健康管理、医院管理以及辅助医学研究平台等，具体如下：

（1）**虚拟助理**：主要使用智能语音技术与自然语言处理技术，提供语音电子病历、智能导诊、智能问诊、推荐用药等服务；

（2）**医学影像**：医学影像是当前人工智能在医疗领域中最热门的应用场景之一，利用计算机视觉技术解决病灶识别与标注、靶区自动勾画与自适应放疗、影像三维重建等问题；

（3）**辅助诊疗**：采用"AI+辅助诊疗"方法解决医疗大数据辅助诊疗问题；

（4）**疾病风险预测**：通过基因测序与检测技术提前预测疾病发生的可能性；

（5）**药物挖掘**：用于新药研发、老药更新、药物筛选、药物副作用预测以及药物跟踪研究等场景中；

（6）**健康管理**：运用信息和医疗技术，在健康保健与医疗科学基础上，建立完整的个性化服务程序，并用于营养学场景、身体健康管理、精神健康管理等场景中；

（7）**医院管理**：对医院内部、医院之间的各项工作进行管理，包括病历结构化、分级诊疗、DRGs智能系统、医院决策支持的专家系统等；

（8）**辅助医学研究平台**：利用人工智能技术辅助生物医学相关研究者进行医学研究的技术平台。

六、人工智能在健康医疗服务中的热点应用领域是什么？

1. 临床决策支持　运用相关的、系统的临床知识和患者信息，加强医疗相关的决策和行动，提高医疗水平和医疗服务水平。主要体现在临床诊疗方面，基于人工智能、机器学习等关键技术智能分析医疗数据，为医生提供疾病早期诊断、个体化诊断及治疗、智能用药提醒、不良事件预警等服务，通过诊疗建议，提醒医生防止潜在的错误，提高诊疗工作效率和诊疗质量。

2. 智能医疗服务平台　提供智能预约挂号、在线咨询、远程会诊、电子处方、慢病管理、健康消费、全科专科诊疗等线上线下结合的健康医疗服务。

3. 药物智能研发　依托数百万患者的大数据信息，人工智能系统可以快速、准确地挖掘和筛选出适合的药物。通过计算机模拟，实现对药物活性、安全性和副作用进行预测，找出与疾病匹配的最佳药物。

4. 智能健康管理　依托医疗大数据分析、数据可视化、人工智能等技术，满足医疗机构的患者随访、慢性病健康管理、疾病延续护理管理等需求。基于大数据及人工智能技术，可面向用户提供全生命周期电子健康档案、实时监控分析、健康评估、疾病风险预警、个体化管理方案等应用服务。在公共卫生服务领域，可通过智能健康管理服务，实现大众健康知识的普及提高，做好疾病预防和疾病保健。

5. 医疗学术科研　基于大数据分析技术，医学研究主要集中于疾病相关分析、疾病精准分析、治疗方案医疗效果、预后复发、生物标记筛查等具体分析应用场景。医务工作者通过应用临床研究方法，发现真实世界医疗数据的价值，促进科研真正向临床应用突破，不断推动医学研究发展。

6. 数据化运营管理　通过大数据处理和分析，提高医疗过程数据的透明度。通过流程图、仪表盘、统计图等数据可视化应用，智能识别和分析异常，优化流程。通过全面的数据化运营体系，在医疗服务质量评价、医疗绩效评价等方面，辅助管理者及时发现问题，并采用数据进行科学决策，使医疗从业者、医疗机构的管理更透明，间接促进医疗服务质量的提高，减少医疗机构运营内耗，实现盈利创收。

七、我国人工智能在健康医疗大数据应用的前景如何？

现在的人工智能尚处于弱人工智能时代，并不具备完全智能的沟通，因此，现在的人工智能更多地应用在类似图像识别辅助分析这样不需要与患者进行深入沟通的领域，其他领域仍然需要人工智能技术继续完善。人工智能未来将从医院、医生、医药、患者四个经营和服务主体出发，充分利用数据存储和处理优势，触及医疗设施设备、诊断、手术、医药电商、挂号问诊、医生社区及工具、慢性病管理及可穿戴设备等商业版块，将改变医疗手段甚至医疗模式，并将推动医学发展，重塑医疗产业。相信人工智能将给未来医疗技术带来深刻的影响，是未来医学创新和改革的强大动力。

八、如何促进医疗人工智能落地应用？

人工智能应用的落地，关键在于以下几个方面。

1. 强化数据质量的过程性管控　人工智能的发展需要依赖对大规模数据的挖掘，因此数据的质量至关重要。一方面，常规数据中的无关因素，如图片清晰度、亮度、噪点等产生的数据污染，将严重影响模型训练质量；另一方面，人工智能数据预处理工作占据数据处理总时长的80%以上，数据标注的准确性与模型预测的正确性及医学领域的病情诊断结果直接相关。因此，加强对数据产生、收集、标注、共享等环节的质量管控是促进医疗人工智能落地的基础。

2. 保障数据安全，打破隐私壁垒　除数据质量外，数据规模的可扩展性也是影响医学领域人工智能发展的关键因素。由于医学数据具有强私密性，导致医疗机构之间的数据无法互通，但任何一家医院（或数据中心）数据量都是有限的，单一组织缺乏足够可用样本用于人工智能算法的训练。针对上述问题，选择合理的隐私保护机制、制定医疗数据隐私保护的相关法律法规、为各医疗机构间提供安全的数据共享平台是促进医疗领域人工智能发展的关键步骤。

3. 面向临床应用，合理选择算法方向 目前人工智能尚处于弱人工智能阶段，算法的选择不当可能导致信息丢失，从而对模型的准确率产生影响。因此选择辅助分析算法的时候需要面向临床应用选择合理算法和模型。当前多数 AI 医疗产品尚处在试验阶段，能否真正适用于临床尚不确定，因此需要不断更新算法逻辑，合理创新基础模型、规范诊断标准，从而推进医疗 AI 产品向临床应用突破，促进人工智能落地与应用。

4. 注重人才培养，建立可持续发展的商业模式 医疗智能的发展需要大量具有医学信息背景的人才支撑，创新型人才的引入可为医疗智能技术发展带来核心技术竞争力。此外，人才的引入依赖于可持续发展的行业生态模式的建立，当前医疗人工智能企业多数是依靠与单点医疗机构开展合作，合作方式单一、获取的相关医疗数据有限，相关 AI 医疗产品难以以软件的形式向医院进行销售。因此，深化合作模式，建立良好的医学智能生态模式，加速人才培养引进，是促进人工智能的落地的核心动力。

5. 划分行业权责范围，完善制约体系 医学数据深度挖掘及人工智能辅助诊断等技术的应用涉及信息所有权、医疗事件责任的归属、人工智能决策的责任主体、面向数据贡献的隐私保护权利说明等都需由相关机构制定和完善。此外，为进一步规范人工智能的落地与应用，必须针对人工智能的生产、训练和使用等环节形成严格的权责制约体系，避免数据恶意泄露、内部攻击等情况发生，为医疗人工智能的推进提供制度性保障。

作者：吴响，博士、副教授、硕士生导师。现任徐州医科大学医学信息与工程学院院长助理，徐州医科大学附属医院信息处副处长。王换换，徐州医科大学医学信息与工程学院教师。

参考文献：

[1] 郭一帆. 医疗领域人工智能的应用、风险及对策 [J]. 西华大学学报（哲学社会科学版），2021, 40(1):44-51.

[2] 张戈，彭亚标，欧爱华，等. 基于健康医疗大数据特征的采集与分类方法研究 [J]. 临床医药文献电子杂志，2020, 7(23):180, 194.

[3] 朱寿华. 大数据人工智能在医疗健康领域中的应用——评《健康医疗大数据与人工智能》[J]. 科技管理研究，2021, 41(2): 封 3.

[4] BEJNORDI BABAK EHTESHAMI, VETA MITKO, VAN DIEST PAUL JOHANNES, et al. Diagnostic Assessment of Deep Learning Algorithms for Detection of Lymph Node Metastases in Women With Breast Cancer[J]. JAMA: The Journal of the American

Medical Association, 2017, 318(22):2199-2210.

[5] 农朝赞 . 生物芯片技术在医学检验中的应用进展 [J]. 广西医学 , 2011, 33(8):1038-1042.

[6] 李静雯，王秀梅 . 脑机接口技术在医疗领域的应用 [J]. 信息通信技术与政策 , 2021, 47(2):87-91.

[7] JAYANTHI J, JAYASANKAR T, KRISHNARAJ N, et al. An Intelligent Particle Swarm Optimization with Convolutional Neural Network for Diabetic Retinopathy Classification Model[J]. Journal of Medical Imaging and Health Informatics, 2021, 11(3):803-809.

[8] 董孟杰，黄钢 . 医学影像与人工智能 [J]. 国际放射医学核医学杂志 , 2020, 44(1):2-4.

[9] 金昌晓，计虹，席韩旭，等 . 大数据科研分析平台在临床医学研究中的应用探讨 [J]. 中国数字医学 , 2019, 14(2):37-39.

[10] 高琦 . 基于临床组学信息融合的 EHR 决策支持系统研究 [J]. 中国新通信 , 2020, 22(3):61.

[11] 徐民，牟亚伟，韦韧，等 . 基于保健医疗综合服务平台的智能读卡系统的研发与应用 [J]. 中国医疗设备 , 2015(6):103-105.

[12] 刘琦 . 人工智能与药物研发 [J]. 第二军医大学学报 ,2018,39(8):869-872.

[13] 王宏伟，张玉敏，韩世超，等 . 基于智能健康管理应用程序的医患共享血糖监测仪研发与应用 [J]. 中国医学装备 , 2021, 18(3):138-142.

[14] 马千云，周立涛. 运用运营数据推动医院精细化管理的探讨 [J]. 中国医疗管理科学，2021, 11(2):38-41.

[15] 孙琳，潘登，蒋丽霞. 基于全过程医疗质量管理思想的临床数据存储库设计 [J]. 中国医院管理，2012, 32(11):30-31.

[16] 韩普，顾亮，张嘉明. 隐私保护视角下医疗数据共享意愿研究——基于三方演化博弈分析 [J]. 现代情报，2021, 41(3):148-158.

第 8 章

健康医疗大数据与自然语言处理

一、什么是自然语言处理？

自然语言处理，英文 natural language processing，简写 NLP。按照 Wiki 百科的定义，自然语言处理是计算机语言学、计算机科学、信息工程及人工智能的交叉领域。它研究人类（自然）语言和计算机如何进行有效的交互。具体地说，自然语言处理研究如何对计算机进行编程来使得它可以处理和分析大量自然语言数据，并以人类期望的方式给出结果。如今，自然语言处理技术已经有了广泛的落地应用。最典型的应用就是 Amazon Alexa、Apple Siri 和 Google Assistant 等智能助理。这类应用接收到人类输入的自然语言的指令，通过自然语言处理技术来进行分析，理解用户的意图，并采取相应的行动或者自动生成相应的回复。

自然语言处理不是单一的一种技术，而是一系列技术的组合。抛开语音学研究的层面，自然语言处理研究的问题主要涉及以下几个层次的知识。

（1）形态学：描述语素的结合规律，说明语素怎样结合起来形成单词。

（2）词汇学：描述词汇系统的规律，说明单词本身固有的语义特性和语法特性。

（3）**句法学**：描述单词（或词组）之间的结构规则，说明单词（或词组）如何组合起来形成句子。

（4）**语义学**：描述语言的各级单位（词素、词、词组、句子、段落、篇章等）的语义关系，说明怎样从构成句子的各个成分中推导出整个句子的语义。这样的语义关系是与情景无关的。其重点在探明符号与符号所指对象之间的关系，从而指导人们的言语活动。

（5）**语用学**：描述的是语言结构中有形式体现的那些语境，说明怎样推导出句子具有的与周围话语有关的各种含义。语用学可以是集中在句子层次上的语用研究，也可以是超出句子对语言的实际使用情况的调查研究，甚至与会话分析、篇章分析相结合，研究在不同上下文中的语句应用，以及上下文对语句理解所产生的影响。

在实际问题中，上述几方面的知识是相互交织在一起的。句法分析离不开对词汇形态的分析。句子语义的理解也离不开对词汇语义的分析、句法结构分析、语用分析。不同层次的知识之间是相互影响的。

二、自然语言处理的基本任务是什么？

自然语言处理的范围涉及众多的领域，如机器翻译、自然语言理解、文本分类、信息检索、人机对话等。从底层对于语言本身的分析理解，到上层的应用，我们可以把自然语言处理的任务分成四大类：语言学相关、文本处理、文本生成及自然语言交互。我们将具体阐述以上四个方向的具体任务。

1. 语言学相关　把自然语言处理作为语言学的分支来研究，是自然语言处理的基础性工作，主要包括的任务有词法分析、句法分析及语义分析。

（1）**词法分析**：词法分析是对自然语言在词的级别进行分析，包括对文本进行分词、形态学分析、词性标注等任务。

（2）**句法分析**：句法分析是对自然语言在句子的级别进行分析，包括分句、组块分析、句子成分分析、依存分析等。

（3）**语义分析**：语义分析是对给定的文本进行分析和理解，形成能够表达语义的形式化表示或者分布式表示，包括词义消歧、语义角色标注、一阶谓词逻辑演算、框架语义分析、预训练语言模型等。

2. 文本处理　把自然语言处理作为在计算机上实现自然语言能力的学科来研究，通过计算机来对文本进行处理及理解，具体包括以下几个任务。

（1）**信息抽取**：信息抽取是从无结构化文本中抽取结构化信息，包括命名实体识别、实体链接、指代消解、关系抽取、事件抽取等。

（2）**文本摘要**：文本摘要是指在将文本或文本集合转换为包含关键信息的简短摘要，包括单文档摘要及多文档摘要。

（3）**文本分类**：文本分类是指在给定的分类体系中，将文本分到某个或某几个类中，包括情感分析、领域识别及意图识别等。

（4）**文本检索**：文本检索是指根据文本内容如关键字、语义等对文本集合进行检索、分类、过滤、排序等。

3. 文本生成　主要研究通过计算机根据预定的输入来自动进行文本的撰写，根据不同的输入类型，文本生成可以细分为以下几个任务。

（1）**文本到文本的生成处理**：文本到文本的生成处理是根据给定的文本来让计算机自动生成目标文本，包括文本摘要、机器翻译等任务。

（2）**数据到文本的生成处理**：数据到文本的生成处理是根据结构化的数据类信息来生成自然语言的内容。

（3）**图像到文本的生成处理**：图像到文本的生成处理

是根据图像或视频类的信息来生成自然语言的内容。

4. 自然语言交互　主要研究通过计算机理解并执行人类的意图，并且可以和人类以自然语言的方式进行交流，主要包括以下几类任务。

（1）问答系统：主要处理机器和人之间的单轮交互，让机器可以自动理解人的意图，并给出相应的回复。

（2）对话系统：主要处理机器人和之间的多轮交互，让机器可以和人对话，我们进一步又可以分为任务型对话、闲聊型对话及基于主题的对话模式。

（3）阅读理解：给定一篇文本或相关内容（事实）的基础上，要求机器根据文本的内容，对相应的问题做出回答，类似于各类英语考试中的阅读题。阅读理解的能力是自然语言处理的长期目标。

三、自然语言处理应用于健康医疗大数据的场景有哪些？

自然语言处理技术的主要应用场景在于对大量非结构化文本的理解和处理及基于智能的对话问答技术来代替领域中人力密集型的重复性人工交互的工作。健康医疗领域中有大量上述场景，因此自然语言处理技术在健康医疗领域大有可为。

医疗领域是一个知识密集性领域，而大量的医学知识是以非结构化的文本形式来存储的。比如 PubMed 上有 3 200 万医学文献，而且还以每年 100 多万篇新增文献的速度在持续增长。其次，病例也提供了一个很好的数据源来让医生通过分析挖掘，产生洞察，获得真实世界的证据。但是病例信息比如入院登记、出院小结、检查报告等也都是以非结构化的方式存在医院信息系统当中的。在这些场景中，我们需要自然语言处理技术来分析海量的非结构化数据，从而帮助医生快速的做出决策。具体来说，对于海量医疗文本数据的处理主要有以下几类应用场景。

1. 医学文献搜索 医生在碰到复杂病例的时候，需要从大量的文献中寻找医学证据，来辅助进行诊断及治疗方案的选择；同时，医生在做科研的时候，也需要查找大量的相关工作。根据 Fiorini 等工作的显示，PubMed 上每天发生的搜索次数在上百万次。这类场景称为医学文献搜索。我们需要利用自然语言处理技术来对文献进行预处理，并利用索引技术来构建索引结构。针对用户输入的自然语言查询语句，我们需要利用自然语言处理技术来进行解析，并从文献索引中找到相关文献，进行筛选排序，最终形成排序的文献列表给到医生。在有些场景下，我们还需要处理跨语言的情况，医生希望通过自己常用的语言来作为查询输入，而期望系统可以进行自动转化，来找到英文文献相关的结果。

2. 医学文献分析挖掘　医学在进行科研选题时，或者作为低年资医生，往往需要了解到所在疾病领域最新的研究热点和研究趋势。医生需要阅读大量的医学文献，并从中整理出相关的热点和趋势。在这类场景中，我们可以通过自然语言处理技术来对大量的文献进行信息提取或者文本分类，为文献打上多维度标签，进而可以通过对文献标签的聚合来形成研究的热点和趋势，最终从海量文献中挖掘出洞察，帮助医生快速决策。

3. 真实世界数据分析　随着 IT 技术的发展，医院里面积累了大量病例的数据，这是所谓真实世界的数据。基于真实世界的数据分析对于药物的疗效分析，药物的重定向，患者的疾病预测等带来了重要的价值。现阶段，患者相关的数据一大部分是非结构化的，比如入院登记、病程记录、出院小结、影像报告等。因此，我们需要利用自然语言处理技术来对电子病历进行后结构化处理，提取关键的实体，属性及关系，形成结构化数据。通过自然语言处理技术来进行数据的结构化及治理，将大大加速医院临床科研平台的建立。

另一方面，《健康中国行动计划（2019–2030年）》明确提出，将"实现人民群众健康素养的大幅度提高"作为战略目标。普及健康知识，提高健康素养，是提高全民健康水平最根本、最经济、最有效的措施之一。而当前，我国居民总体健康素养水平仍较低：调查显示，2013年"全国居民健康素养水平"达标率为9.48%，2019年为19.17%，距离"健康中国2030计划"提出的目标仍有一定的差距。

同时，随着工业化、城镇化、人口老龄化发展，以及城乡生态环境、生活行为方式变化，慢性病已成为居民的主要死亡原因和疾病负担。大量研究表明，不良生活方式是加重疾病负担的重要危险因素，健康的生活行为方式则是促进健康、获得更长期寿命的重要保障。而目前，城乡居民关于疾病预防、早期诊断、慢病管理、合理用药、应急避险等维护健康的知识和技能比较缺乏，不健康生活行为方式比较普遍。

因此，普及健康知识，提升健康素养，推广健康行为，改善居民的生活方式，对提升我国居民的健康水平有重大意义。而我国现有的健康知识服务工作体系主要依赖疾控机构或医务工作者的单向传播，受众面较窄、抵达率较低、影响度较小，健康教育质量和效率尚存在较大的提升空间。随着自然语言理解等人工智能技术的发展，融合人工智能技术的知识服务为健康教育与健康管理工作提供了新方向。融合人工智能技术的精准问答和知识推荐，能基于居民群体与个体需求，提供便捷、专业、交互的知识服务，切实助力更高效、更精准的健康教育普及群众；围绕诊前、诊后环节，提供个性化的健康管理服务，实现分诊导诊、用药指导、随访管理等工作的智能化。在上述对话交互类场景中，我们需要通过自然语言处理技术来研发医疗领域的虚拟助手。能使医生更好地管理患者及对患者进行康复教育。具体来说，可以有以下几类应用场景。

（1）**智能分诊、导诊助手**：患者在就医前，针对出现的症状，往往不清楚应该去哪个科室就诊；去医院就诊时，对于就诊流程也比较迷茫。因此，各大医院的导医台都是人满为患。在这类场景中，智能分诊／导诊助手可以帮助来收集患者信息，给出具体的科室指引。同时，智能助手也可以自动回答患者就诊流程相关的问题。现阶段，我们也看到了在医院的门诊大厅，有很多服务机器人，为患者提供分诊／导诊服务。国外的一些初创公司，比如 Ada Health、Babylon 也提供了智能分诊方面的应用。以英国的初创公司 Babylon 为例，它是用于预防和诊断疾病的聊天机器人，使用语音识别将其从用户那里收到的症状与疾病数据库进行比较。作为响应，它将根据报告的症状，患者病史和患者情况的组合，建议采取适当的措施。

（2）**慢病管理助手**：慢性病管理当中，患者的依从性对于临床结局也起到了至关重要的作用。患者依从性的提升需要靠长期的随访和持续的健康教育。现阶段，慢性病患者的管理主要靠家庭医生团队来完成，大多依赖于医生和护士线上或者线下课程等对患者进行教育。而在中国，人均执业医生、护士数量都落后于国外，完全依赖于人力来进行慢性病管理很难达到高质量的管理效果。因此，在慢性病管理的场景中，我们可以通过智能助手来减轻医生负担。一方面，针对用户重复性的健康教育类的问题，比如"糖尿病患者能吃西瓜吗""糖尿病有什么危害"，我们可以利用自动问答技术根据问题库或者知识图谱来自动回答患者的问题；另一方面，对于定期的随访，我们可以通过智能对话技术，通过机器人和患者交互，自动收集相关信息。对智能助手处理不了的问题，我们再转发给医生、护士来执行。通过这种人机结合的模式，我们可以提升慢性病管理的效率和质量。

（3）药事服务助手：如何正确使用药物是患者在就医中非常重要的环节。在患者领取药物后，药师应该对患者的用药方式进行指导；在患者诊后用药中，也经常会有关于用药的问题，比如药品的服用时间、药品的禁忌等，也需要提醒患者吃药。在这类场景中，我们也可以利用智能对话技术，来按时提醒患者吃药，回答患者用药相关问题。

四、应用于健康医疗大数据时，所需要的自然语言处理技术有哪些？

自然语言处理技术的应用可以分为两个层面，即底层基础模型和上层应用模型。随着自然语言处理技术的发展，底层预训练的语言模型及知识图谱技术起到越来越关键的作用。当我们在特定领域内应用自然语言处理技术时，利用领域内的数据来构建的语言模型会比通用语构建的语言模型在下游任务上取得更好的结果。在基于 Transformerr BER 预训练模型提出后，很多下游自然语言处理任务都得到了很好的提升。因此，在医疗领域也有学术界及工业界推出基于 Bert 的预训练模型，比如 BioBert 及 SciBert。同样，我们也需要针对医疗领域构建专门的知识图谱，来更好地从推理层面支持上层应用。

对于上层应用，如前所述，在健康医疗场景中，自然语言处理技术主要应用的两大场景是对海量医学文本的分析理解及智能对话机器人来辅助医生进行患者管理及教育。针对海量医学文本的分析理解场景，我们一方面需要从非结构化的医学文本中提取结构化的信息，另一方面也需要对文本进行分类，支持对文本的多维度浏览查询。在该场景下，主要涉及三类自然语言处理技术。

1. 实体识别 医学实体识别技术是从医学文本中识别疾病、药品，检查检验、手术等医学核心概念。医学实体识别主要有三类技术，即基于医学领域词典的匹配，基于传统机器学习模型，基于深度学习模型的识别。基于医学领域的词典匹配需要我们事先构建各种实体的医学术语集，比如在英文领域有医学一体化语言系统 UMLS（unified medical language system），基于 UMLS 构建的医学术语库被用来从英文医学文本里面抽取医学实体。基于传统机器学习模型的方法把命名实体识别作为序列标注的任务，常用的模型有条件随机场 (conditional random field，CRF)，隐马

尔可夫模型 (hidden markov model, HMM) 等。近些年，随着深度学习技术的发展，基于循环神经网络的模型，比如长短时记忆网络（long short term memory, LSTM）的方法及基于 Bert 预训练模型的方法取得了更好的效果。

2. 关系抽取　医学关系抽取最重要的任务是从海量的医学文献中自动抽取医学关系知识，具体来说可以分为两个步骤：给定医学概念对信息抽取对应句子集合；根据概念及文本信息判断给定概念对的关系类型。医学关系抽取主要有三类技术，即基于知识、基于传统机器学习、基于深度学习的技术。

基于知识的方法主要包括借助医学知识资源 (叙词表、本体等)，并与共现分析、自然语言处理(词法、句法分析等)、医学领域专家人工总结的规则模板等相结合。比如基于共现得到给定实体对在文献中共同出现的情况及文本句子信息，根据自然语言处理的词性、词法、句法信息和领域专家知识确定规则模板。基于传统机器学习的方法是将医学关系抽取视为一个分类任务，通过如支持向量机 SVM、最大熵算法等机器学习分类算法，判断句子中两个实体之间是否具有某种关系。基于深度学习的方法主要包括基于卷积神经网络（convolutional neural networks, CNN）的关系抽取模型，循环神经网络的模型，以及基于 bert 等预训练深度网络模型。深度学习是通过组合低层特征形成更加抽象的高层表示属性类别或特征，以发现数据的分布式特征表示。近期，也有学者提出多任务的学习框架，将实体抽取和关系抽取用统一的深度学习网络模型来构建，可以进一步提升两个任务的效果。

3. 文本分类 在给定的分类体系中，文本分类技术将文本分到指定的某个或某几个类别中。分类的对象有短文本（比如句子、标题、商品评论等）及长文本（文章）。对于分类模式，有两种方式：①根据分类体系中，类别的数量，我们可以分为两分类问题和多分类问题；②根据每个文本可以打上几个分类标签，我们可以分为单标签分类和多标签分类。和前述两种技术类似，文本分类技术也主要分为三类，即人工规则方法，传统机器学习方法以及深度学习方法。人工规则方法给予专家来整理分类的规则体系，比如文本中出现"治疗手段"就认为是研究治疗方法的医学文献。这类方法对于缺少训练数据的场景及文本有明显特征的情况下，可以快速实现，但是准确率往往不高。传统机器学习的方式主要是依靠人工的特征工程加上机器学习的分类模型，比如朴素贝叶斯、支持向量机、逻辑回归、最近邻等方法。传统机器学习算法的主要问题即文本表示是高纬度高稀疏的，特征表达能力很弱；此外需要人工进行特征工程，成本很高。随着深度学习技术的发展及对于自然语言的分布式向量表示算法的提出，基于分布式表示或者预训练语言模型的方法进一步地提升了文本分类的准确度。基于深度学习模型的文本分类方法也减少了人工的特征工程，这类方法已经被业界广泛使用。

自然语言处理技术在医疗健康领域的另一大类应用是利用智能交互技术来研发医疗虚拟助手，辅助医生来对患者进行管理及教育，主要涉及以下两种技术。

1. 智能问答技术 问答技术主要是应用在单轮交互的场景，针对用户的提问，系统自动给出回复。智能问答主要可以分为三大类，即基于文本匹配技术的问答，基于知识图谱的问答及基于阅读理解的问答。

（1）基于文本匹配的问答：基于文本匹配的问答是解决一些常见通用问答。基于人工整理的常见问题库，利用文本匹配技术将用户问题映射到问题库中的标准问题，进而给出答案。文本匹配技术主要分为两大类，即无监督的匹配模型和有监督的匹配模型。对于缺少训练样本的场景下无监督的匹配可以实现快速上线。系统往往采用 One-hot

的方法或者词嵌入的方法来对文本进行表示，并利用向量的点积来计算文本的相似度。基于有监督的匹配模型，主要是两大类方法，即基于表示型的单语义文档表达的深度学习模型和基于交互型的多语义文档表达的深度学习模型。前者将单个文本各自先表达成一个稠密向量，再拼接作为最终分类的输入；后者认为单一粒度的向量来表示一段文本不够精细，需要多语义的建立表达，更早的让两段文本进行交互，然后挖掘文本交互后的模型特征，综合得到文本间的匹配结果。

（2）基于知识图谱的问答：基于知识图谱的问答是将问题带入提前准备好的知识库寻求答案的一种基于知识库的问答系统。该问答系统可以解析输入的自然语言问句，主要运用实体抽取，实体链接技术将问题中的核心实体对应到知识图谱中的节点中，并通过属性分类或模版匹配，将对应的自然语言问题转换成知识图谱的查询语句，最终得到我们想要的结果。

（3）基于阅读理解的问答：基于阅读理解的问答是指给定文档库，通过理解用户的问题，从文档中找到能够回答用户问题的、满足需求的细粒度片段（如段落、句子）的过程。早期的阅读理解模型大多基于检索技术，即根据问题在文章中进行搜索，找到相关的语句作为答案。但是，信息检索主要依赖关键词匹配，而在很多情况下，单纯依靠问题和文章片段的文字匹配找到的答案与问题并不相关。随着深度学习的发展，机器阅读理解进入了神经网络时代。基于深度学习的机器阅读理解模型虽然构造各异，但是经过多年的实践和探索，逐渐形成了稳定的框架结构。机器阅读理解模型的输入为文章和问题。因此，首先要对这两部分进行数字化编码，变成可以被计算机处理的信息单元。在编码的过程中，模型需要保留原有语句在文章中的语义。因此，每个单词、短语和句子的编码必须建立在理解上下文的基础上。我们把模型中进行编码的模块称为编码层。接下来，由于文章和问题之间存在相关性，模型需要建立文章和问题之间的联系。这可以通过自然语言处理中的注意力机制加以解决。在这个过程中，阅读理解模型将文章和问题的语义结合在一起进行考量，进一步加深模型对于两者各自的理解。我们将这个模块称为交互层。经过交互层，模型建立起文章和问题之间的语义联系，就可以预测问题的答案。完成预测功能的模块称为输出层。由于机器阅读理解任务的答案有多种类型，因此输出层的具体形式需要和任务的答案类型相关联。

2. 多轮对话技术 智能对话系统主要包括自然语言理解、对话管理、自然语言生成三大模块。作为整个对话系统的入口，自然语言理解模块是智能对话技术的核心难点，其主要的任务包括：①意图分类，根据用户的输入，确认用户的意图，比如问诊还是问药；②槽填充，根据识别的意图，来提取关键的实体，比如针对问药，我们需要提取药品名称及具体的属性信息。意图分类任务主要会用到前述提到的文本分类技术，槽填充主要是通过实体和属性抽取的技术来实现。在多轮对话场景中，有研究显示将意图分类和槽填充作为多任务学习来同时训练可以进一步提升意图理解的准确度。因此，系统可以在底层采用在医疗领域数据上微调过后的 BERT 模型，上层融合命名实体识别和意图分类两个子任务的多任务学习模型。共享层采用基于大量医疗领域数据微调后的 BERT 模型，自身已经融合了大量医疗领域数据信息；上层的多任务学习模型相较于独立的实体识别子模型和独立的意图分类子模型，多任务学习模型可以融合实体信息和属性信息及他们之间的关联，提高模型的泛化能力。

五、目前自然语言处理应用于健康医疗大数据时的优势和局限有哪些？

自然语言处理技术在领域内能够成功应用，主要有三大重要的元素，即算法、算力和数据。计算机技术发展到现在，算力已经有了很大的提升，在行业中的应用，算力已经不是最大的问题。医疗领域在数据方面有很大的优势。一方面，医疗领域存在大量专家构建的医学术语库，可以用来构建高质量医疗知识图谱，进而支持上层智能化的应用；另一方面，医疗领域也有大量公开的语料，比如中英文医学文献、患者在线问诊数据等。这些数据可以被用来提升预训练的语言模型，比如 BioBert，SciBert 等。高质量的预训练模型可以提升下游任务的准确度。从局限性来说，自然语言处理在医疗领域的应用，往往需要大量的标注数据，比如电子病历的实体识别、医学文献抽取等。由于自然语言的歧义性及医学领域的专业性，标注人员往往需要有些专业的医疗背景，而数据标注的一致性比较低。因此，医疗健康领域也缺乏高质量的标注数据来进一步优化模型。因此，我们认为在医疗自然语言处理领域，工业界和学术界应该进一步开放合作，形成更好的训练集。

作者：倪渊，博士。平安科技副总工程师，平安医疗科技医疗文本处理部负责人，从事自然语言处理，知识图谱等相关领域的研究。

参考文献：

[1] NICOLAS FIORINI, ROBERT LEAMAN, DAVID J LIPMAN, et al. How user intelligence is improving PubMed[J]. Nature Biotechnology, 2018, 36, 937-945.

[2] M. RAIS, A. LACHKAR, A. LACHKAR, et al.A comparative study of biomedical named entity recognition methods based machine learning approach[C].Third IEEE International Colloquium in Information Science and Technology (CIST), 2014, pp. 329-334.

[3] ZHAO S, LIU T, ZHAO S,et al. A Neural Multi-task Learning Framework to Jointly Model Medical Named Entity Recognition and Normalization[C]. Proceedings of the AAAI Conference on Artificial Intelligence(AAAI), 2019, arXiv:1812.06081.

[4] JAMES HAMMERTON. Named entity recognition with long short-term memory[C]. In Proceedings of the Seventh Conference on Natural Language Learning at HLT-NAACL, 2003.

[5] 国家卫生健康委员会官网. 2019 年全国居民健康素养水平升至 19.17%[EB/OL].(2020-04-24)[2020-07-23].

[6] DAOJIAN ZENG, KANG LIU, YUBO CHEN,et al. Distant Supervision for Relation Extraction via Piecewise Convolutional Neural Networks[C]. Proceedings of the 2015 Conference on Empirical Methods in Natural Language Processing, 2017.

第 9 章

健康医疗大数据相关伦理规范

一、健康医疗大数据的伦理挑战主要包括哪些方面?

1. 传统知情同意实施困难　知情同意指主体在得知个人信息被利用的范围、方式及后果后,自主做出如何处理个人信息的决定。在医疗大数据背景下,研究者可通过检索电子数据库对数据进行二次研究,但按照传统知情同意模式,获取数据使用权将耗费大量时间,并不具有可操作性。

2. 医学人文关怀难以体现　现代医学的发展更依赖数据趋势,提高了医疗检查及诊断水平,同时也产生了去个人化的担忧。随着虚拟数字化人体、个人健康智能终端设备及远程会诊技术的快速发展,数据收集不再受时空限制,患者更像是数据构建出的数字人体,医学的人文关怀将被忽略。

3. 医患关系面临信任危机　检查数据的精准化易将医生的关注点由患者本身转到一堆数据上,一定程度忽视了患者本身。另外,大数据分析与互联网搜索结果并不完全准确,易误导患者,若搜索结果与医生意见相悖,则易造成医患间的信任危机。

4. 数据隐私保护受到挑战　精准化医疗作为全新的理

念与技术需要对患者进行基因测序，以获取大量生物数据。该类数据中包含患者大量隐私及遗传信息，在数据传输过程中，部分技术人员通过相关技术可获取此类数据，信息一旦泄露将给患者的工作或生活造成严重危害。

5. 研究成果的公平性评估 临床数据信息经过去敏后可用于医学研究，具有学术价值及市场价值。对于精准医学的研究成果，伦理需要考虑的问题包括：由谁来控制精准医学研究成果的可及性？如何防止以基因为基础的歧视？精准医学的成果如何在公众之间公平分配，是根据患者病情客观需要分配，还是根据患者购买力分配？精准化的预防、诊断和治疗费用是否可在基本医疗保险制度内报销？如果可以报销，会不会使我们的基本医疗保险机构不堪重负？如果不能报销，是否会在精准医学研究成果的可及性方面形成贫富裂沟，加剧社会已存在的不公平性？

二、健康医疗大数据应用应遵循哪些伦理原则？

1. 以人为本 健康医疗大数据的应用应遵循以人为本、创新驱动、规范有序、安全可控、开放融合及共建共享的原则，加强医疗健康大数据的标准管理、安全管理和服务管理，推动健康医疗大数据的惠民应用，以促进健康医疗大数据的产业发展。

2. 标准管理　健康医疗大数据标准管理工作应充分遵循政策引领，并强化监督、分类指导及分级管理。相关医疗机构及监管部门应根据国家健康医疗大数据标准体系规划，结合具体实际，负责指导和监督健康医疗大数据标准体系的发展与执行，确保健康医疗大数据应用的标准化。

3. 安全管理　健康医疗大数据安全管理是指在数据采集、存储、挖掘、应用、运营及传输等多个环节中的安全管理，需在相关责任单位建立健全安全管理制度、规范操作和技术，加强安全保障体系建设，强化统筹管理和协调监督，保障健康医疗大数据的安全。

三、个人健康敏感数据隐私保护有哪些技术？

个人健康敏感数据的隐私保护技术主要有数据扰乱技术、数据匿名技术、访问控制技术及数据加密技术，具体内容如下。

1. 数据扰乱技术　如差分隐私技术，能够根据医疗数据类型，使用拉普拉斯机制、指数机制或高斯机制中的一种对数据进行加噪处理，使数据失真，以达到隐私保护的目的。

2. 数据匿名技术　主要包括：①匿名，k- 匿名技术要求发布的数据中存在一定数量 (至少为 k) 的在准标识符上不可区分的记录，使攻击者不能判别出隐私信息所属的具体个体，从而保护个人隐私；② L-diversity，为保护发布数据免受同质攻击，L-diversity 对敏感属性的多样性加以要求，保证一个等价类中不同敏感属性值的个数不能小于 l，以此保护发布数据的隐私安全；③ t-Closeness，是一种对匿名化进行改进的技术，该匿名化用于通过减少数据表示的粒度来保留数据集中的隐私。

3. 访问控制技术　如基于角色的权限控制，该技术是一种通过对角色的访问进行控制的方法，使权限与角色相关联，用户通过成为适当角色的成员而得到其角色的权限。可极大地简化权限管理，为隐私保护提供支持。

4. 数据加密技术　主要包括：①同态加密：同态加密技术是基于数学难题的计算复杂性理论的密码学技术。数据经过同态加密处理后，保证数据安全。通过解密处理后即可还原数据，保证数据的可用性；②零知识证明：零知识证明实质上是一种涉及两方或多方的协议。证明者向验证者证明自身拥有某类信息，且证明过程中不能向验证者泄露信息，以保证数据安全；③安全多方计算：安全多方计算是密码学的一个重要分支，旨在解决一组互不信任的参与方之间保护隐私的协同计算问题，为数据需求方提供不泄露原始数据前提下的多方协同计算能力。

四、如何理解医疗人工智能与人类智能（医生等主体）的关系？

医疗人工智能与人类智能（医生等主体）间存在相互补充关系。具体内容如下。

1. 医生为主体的人类智能主要在以下方面存在优势 在医疗数据信息不充分、历史经验不足的情况下，医生能够对患者病情进行分析或诊断，确保病患治疗效果；在需要由因果推断来对部分病例提供解释时，医生能够根据患者实际情况排除内生性问题的干扰，如遗漏变量、倒因为果或测量误差等；人类智能能够根据突发情况，处理异常事件，有序推进医院发展；根据国家政策发布及社会要求，提供应对策略性的方法及行为。上述领域均是医疗人类智能擅长的领域，但医疗人工智能却存在局限性。

2. 医疗人工智能主要在以下方面存在优势　医疗人工智能能够从海量医疗数据信息中识别噪声或进行预测，大大减轻了医务人员工作量，并提高了预测准确率；医疗人工智能能够快速适应并胜任精密性与复杂性高的工作，帮助医生从烦琐复杂的工作中解脱出来；医疗人工智能能够克服认知偏差的工作场景中的某些关键环节，如损失规避、模糊规避、心理障碍、过度自信及过度反应等。

五、远程医疗伦理规范有哪些问题？

随着近几年我国远程医疗的发展和推进，给偏远地区的卫生保健提供有效帮助的同时，也出现一些伦理问题，这些问题主要包括知情权与诊疗需求的冲突、数据图像保护、个人隐私权保护等伦理问题。

远程医疗是满足广大人民群众保健需求的一项全新的医疗服务。它充分发挥大医院或专科医疗中心的医疗技术和医疗设备优势，为远距离的患者或医务工作人员提供医学信息或者医疗活动服务的行为，其包括远程会诊、远程护理、远程教育、远程诊断、远程手术及提供医学信息服务等。远程医疗在推动区域医疗资源共享、推进分级诊疗和提升基层医院整体医疗水平等方面的优越性得到了广泛的肯定，在一定程度上也缓解了我国医疗资源分布不平衡的现状。在 COVID-19 疫情快速蔓延、大规模爆发时期，医疗资源透支，优质医疗资源短缺，远程医学成为高效利用优质医疗资源同时降低病毒传播风险的重要途径之一，此次疫情期间全国多支援鄂医疗队积极开展远程医疗服务，助力疫情防治工作。5G 时代的到来，更加凸显了远程医疗打破时间、空间障碍的优势，在应对突发公共卫生事件时，远程医疗可及时有效地将优质医疗资源传送到最需要的地方，为国内外抗击疫情提供了有益参考。

这次疫情的来袭，充分说明了远程医疗除了能弥补传统医疗模式的不足外，也印证了它在未来疫情防控体系建设中的重要作用。但是远程医疗在快速发展和带来诸多便利的同时，也不可避免地出现许多伦理问题。这些问题主要包括知情权与诊疗需求的冲突、数据图像保护、个人隐私权保护等伦理问题。

六、远程医疗中患者的知情同意问题有哪些？

知情同意权是患者的一项权利，指患者有知悉自己的病情、治疗措施、医疗风险、医疗费用和医方基本情况、技术水平及其他医疗信息的权利。患者的知情权主要包括三项基本内容：真实病情了解权、医疗措施知悉权、医疗费用知晓权。在传统的诊疗模式中，患者直接到医院就诊，便表明患者同意医师为其诊治，患者与医生面对面进行充分的交流并能如实地从医师那里了解到自己的病情，了解与疾病有关的诊疗信息，所以患者可以最大限度地行使自己的知情权。远程医疗中的知情同意表现在患者对实施远程医疗的目的、方式、内容、使用技术等的了解及对其开展远程医疗服务的知情同意。远程医疗中会存在以下情况：①远程医疗中由于时空的限制，患者不能和远程端医师面对面地进行沟通，所以患者及其家属很难对诊治方案进行充分的知情；②当患者不在现场时，关于疾病及会诊意见通常是由近端医疗机构转告，近端医疗机构是否全面了解远端医疗机构在操作中存在的风险，又能否全面告知患者，都难以保证，这也为保障患者的知情权增加了难度。

七、远程医疗中患者的隐私保密问题有哪些?

我们在医疗实践中所指的患者隐私权包括病历和医疗辅助检查结果分析等。联系方式、家庭住址等则属于患者的个人信息。对患者个人隐私的擅自公开行为属于对患者隐私权的侵犯。对患者个人信息进行非法使用、加工、传输、非法买卖、提供或公开是侵犯个人信息权的表现。在传统的诊疗模式中,患者与医师面对面交流,不存在第三方共享患者的临床资料,患者的信息最终会被保存在病案室内,除了患者本人和医疗机构,其他人员很少有机会接触到患者的信息,患者的隐私保护也就相对容易。在远程医疗服务的过程中,患者的个人信息、病历资料、检查结果等资料均需上传至网络平台,患者信息在开放共享信息数据的过程中,任何不慎重的操作都会对患者信息造成泄露。隐私泄露的风险点主要有以下三个方面:①在远程医疗活动中,接触患者信息的主体数增加。在远程医疗活动中,除了患者本人和近端医疗机构可以接触到患者的信息,远端医疗机构、平台和设备的提供者都会接触到患者的信息,这些主体,可能会在利益的驱使下,出售患者信息给相关公司以获取利润;②非刻意的操作错误会导致患者信息泄露。远程医疗系统是开放的，需要将大量的患者信息输入计算机，医务人员的操作失误也会泄露患者信息；③计算机病毒、仪器故障等客观原因也会导致患者信息被侵犯。远程医疗是在局域网和互联网之间开展的，未知的计算机病毒会使系统破坏，电力障碍会使数据库系统瘫痪，这些客观原因会为保护患者信息带来阻碍。远程医疗中的电子病历的特点就是具有可复制性、传播方式多样、信息不稳定性等特点。这也为不法分子侵犯患者隐私权提供了可乘之机，保护患者隐私权的难度也会增大。同时，医疗信息在科学研究方面也有巨大的经济利益，医学大数据是医学研究的重要数据来源，也是政府执行公共卫生政策的重要依据，有些人在患者不知情的情况下，利用其可提供的信息资源，进行科学研发，这显然侵犯了患者的知情权。

八、远程医疗中还存在哪些伦理问题？

在远程医疗过程中，其他伦理问题可能表现为：①远端医生在面对条件有限需要向中心医院申请远程诊治或生怕患者对自己医术不信任的困境时，如何做出有利于患者的决策。特别是一些医生其医术在医院内外享有一定的声望和知名度时，宁愿独自面对疑难病症，也不愿采用远程医疗会诊，这些都会引发一系列的心理问题，直接或间接地影响患者的治疗效果。②虽然远程医疗有利于节省患者就医成本，但是由于医患双方存在信息的严重不对称，加上远程医疗系统运行需要花巨大成本，医生可能会利用自身优势来提高远程医疗设备的利用率，过分的注重医院的经济效益而忽略了社会效益，从而做出诱导患者进行远程咨询、远程会诊等不利于患者的行为。比如有些医疗单位或个人存在着对一些本来可以用适宜技术治疗的疾病却为了增加收入而过度使用高新医疗技术的现象，使患者花费了不必要的经济费用。③虚假医疗信息的充斥是远程医疗行业伦理缺失的另一表现。随着信息技术的发展，虚假的医疗信息对远程医疗行业的发展产生巨大的负面影响。这包括：带有欺诈性、完全虚假的"名医"诊疗信息；言过其实，夸大疗效的医疗广告信息；利用专家、影视明星做宣传甚至假患者现身说法来招揽患者等行为。

九、远程医疗中需要遵循哪些伦理原则？

远程医疗中需要严格遵守以下伦理原则：①尊重原则：

尊重患者的人格权；尊重患者的隐私权；尊重患者的自主权，保护患者自主权前提是尊重和履行患者的知情同意权。②有利原则：把有利于患者健康放在第一位并切实为患者谋利益的伦理原则也被西方称为行善原则。它不仅体现为有利于患者本人，也包括有利于患者家属及社会公益。③不伤害原则：临床诊治过程中不使患者受到不应有的伤害的伦理原则主要体现在双重效应、首先不伤害、伤害的最小化和需要对受益与伤害进行权衡和评估等方面。④公正原则：公正原则要求医务人员在每个患者就医时都能得到公平的对待，平等享有诊疗机会及卫生资源，主要体现在人际交往公正和卫生资源分配公正两个方面。

十、针对远程医疗的伦理问题，如何加强远程医疗的顶层规划和宣传？

针对远程医疗面临的伦理问题，建议如下：①应当加强远程医疗的顶层规划设计和宣传，明细各自权利义务。通过制定区域卫生规划，对远程医疗系统进行统一规划管理，实现资源优化配置。②建立远程医疗专业协会，规范远程医务人员准入机制。搭建政府和各方沟通的桥梁，推动远程医疗健康发展。③加强远程医疗的宣传，一方面要大力开展远程医疗伦理的宣传与教育，重点提升患者的整体素质，强化主体意识，让患者对远程医疗有更深层次的理解，充分了解远程医疗的价值，进而为远程医疗的健康发展营造更有利的外部环境；另一方面对医护人员开展远程医疗培训，宣传医疗伦理、诊治理念和诊治流程。④远程医疗模式的持续、健康运营还需要明晰政府、医院和第三方机构的责权利划分问题，通过建立统一的运营管理平台规范合作协议，明晰远程医疗各方权利义务、医疗风险及责任分担等事项，推动远程医疗模式持续健康发展。

十一、针对远程医疗的伦理问题，如何加强患者知情同意权的保护？

1999年卫生部颁布的《关于加强远程医疗会诊的通知》虽然表明在远程医疗行医之前须获取患者及亲属的同意，但知情同意的具体内容并未列出。为了保护患者合法权益应将知情同意的内容一一列出。行医之前可向患者发送一份知情同意书，同意书中告知患者医师的身份、所处的地理位置、参与远程医疗的人员、进行远程医疗的目的、内容、方式、潜在的风险和益处、医疗过程中使用的技术、信息的记录和存储方式、数据的安全及保密、责任承担等内容，获取患者同意后方可开展远程医疗。在患者意识不清楚的情况下，须经其亲属同意。为了避免因患者自觉知情同意权被侵犯带来的法律诉讼问题，应将患者同意开展远程医疗的知情同意书以电子病历的形式记录下来。

十二、针对远程医疗的伦理问题，如何完善患者隐私保护的立法？

为了保护患者的合法权益，在患者隐私权方面，积极促进远程医疗患者隐私权保护的相关法律法规的完善迫在眉睫。应从民法、刑法、行政法等多方面进行法律法规的完善，形成一个完整的法律体系，从不同角度对患者在远程医疗过程中的隐私信息进行保护。目前，传统医疗中患者隐私保护的法律法规主要有《传染病防治法》《执业医师法》《母婴保健法》《侵权责任法》《民法总则》《护士条例》《乡村医生从业管理条例》《医疗机构病历管理规定》等，而对于远程医疗中保护患者隐私权的相关问题还没有具体的规定，应从民法、刑法、行政法等多方面进行法律法规的完善。建立信息保护规章制度，制定针对远程医疗的《个人信息保护法》《远程医疗隐私权保护法案》。借鉴国外远程医疗发展迅速的国家立法，建立法规防止数据非法传输、修改、传播，制定《数据保护法案》。

十三、针对远程医疗的伦理问题，如何加强远程医疗中患者对隐私权访问的控制权？

远程医疗的最大特征是共享性，医生和患者双方都有权对网络上的患者信息进行访问，而这种访问权不能完全归属于一方，如果由医疗机构完全掌控，那么患者将很难控制自己相关信息的流向，对患者隐私权构成很大的威胁；如果由患者完全控制信息，虽然提供了对患者隐私的保护，但是对于医疗公共的法杖将会产生很大的阻碍。在这里我们可以结合传统医疗模式中的一些优势，并借鉴其他国家和地区的经验，对我国远程医疗中患者的隐私控制权加以完善。建议：①应该由患者决定是否在远程医疗的相对活动中提供相应信息；②医疗机构加强对患者信息管理，应由患者决定对信息的访问、复制、更改。

十四、针对远程医疗的伦理问题，如何加强信息安全意识？

　　加强平台、医师、电信运营商、网络设备方等的自律意识、道德意识，切实保护患者的隐私权。主要对以下三方面内容进行加强规范：①信息安全是有效保护隐私权的技术前提和保障。平台、机构应具有管理、监督和安全作用，以保障患者的数据和信息，并加强网络安全防护。②医院远程医疗网络平台和第三方平台都应该安装相应的杀毒软件和防火墙，通过对信息流的实时监控来确保远程会诊的顺利开展。③设立专人管理远程医疗服务资料库并严格授权访问权限，完善远程医疗信息安全立法，明确各方的责任，最大限度地保护患者隐私和信息安全。必要时应提供有关数据安全和隐私保护的安全性措施描述，以及包含数据安全和隐私保护的协议。

作者：瞿佳，眼科学和眼视光学教授、主任医师、博导，温州医科大学眼视光医学部主任，温州医科大学眼视光医院集团总院长。周翔天，教授，温州医科大学附属眼视光医院，主要从事近视发病机制和临床防控等研究，入选国家杰出青年基金、国家自然科学基金优秀青年科学基金，中组部青年拔尖人才。赵萌，《中国神经再生研究（英文版）》杂志主编助理、《中国组织工程研究》杂志主编助理

参考文献

[1] 徐晗宇，张赫楠，徐文轩，等 . 疫情防控中互联网医疗服务法律监管之完善 [J]. 中国医学伦理学，2020，33（6）:672-676.

[2] 李琛，彭喆鑫，叶子青，等 . 新型冠状病毒肺炎防治中华西远程医学工作机制初探 [J]. 华西医学 2020,4(35):373-376.

[3] 翟运开，谢锡飞，孙东旭，等 . 我国远程医疗发展的法律与医疗伦理的限制及其化解 [J]. 中国卫生事业管理 2014,319（11）：808-811.

[4] 刘建炜，杨晓文，许友侨 . 我国远程医疗领域中有关法律问题的研究 [J]. 中国卫生法制 ,2015,7(23):62-65.

[5] 刘炫麟，刘思伽 . 远程医疗及其法律规制研究 [J]. 中国医学伦理学 ,2017,11(30):1317-1321.

[6] 司婷，赵敏 . 浅析远程医疗中的法律问题 [J]. 社会科学前沿 ,2017,6(8): 979-984.

[7] 陈雪，霍原 . 论远程医疗中患者隐私权的保护 [J]. 中国医

学伦理学 ,2018,31(09):1143-1147.

　[8] 马诗诗 , 于广军 , 崔文彬 . 互联网医疗的隐私保护与信息安全 [J]. 上海医药 ,2017,38(09):14-16.

　[9] 邹志辉 , 陈宇杨 , 孔颖文等 . 远程医疗的伦理问题与对策探讨 [J].2016,08(29):2137-2139.

　[10] 晨光 , 李树森 , 向鸿梅 . 医疗信息化管理中伦理道德问题的思考与刍议 [J]. 现代医院管理 , 2011（4）：63-65.

　[11] 宫福清 . 医学伦理学 [M]. 上海：科学出版社 ,2013:41 .

第 10 章

健康医疗大数据服务的效益评估

一、效益评估应该包括哪些方面？

效益评估，又称效益评价，是一种绩效评价系统，包括成本效果分析和成本效益分析。前者是指为实施项目计划所投入的成本与所产生卫生效果的比较分析，后者是指投入的成本与所产生的卫生效果转换成货币量度之间的比较分析。

效益评估可以简单分为社会效益评估和经济效益评估两方面。

社会效益评估是以国家各项社会政策为基础，对项目实现国家和地方社会发展目标所做贡献和产生的影响及其与社会相互适应性所做的系统分析评估。通常，社会发展目标应包括经济、政治、文化、艺术、教育、卫生、安全、国防、环境等各个社会生活领域的目标。项目的社会效益评估通常是指以国家的各种社会政策为基础，分析和评估投资项目对实现国家和地方的社会发展目标所做的贡献和产生的影响，以及与社会相适应的一种系统的分析评估方法。

经济效益分析指对经济效益的大小或高低进行考核、评价，对其形成的原因进行分析、研究。目的在于总结经验，揭露矛盾，以寻求进一步提高经济效益的正确途径。

一般来说，评价经济效益的大小，应坚持以下三项标准：劳动占用和劳动耗费要尽可能地减少。在成果与收益一定的情况下，劳动占用和劳动耗费越少，经济效益就越大；反之，经济效益就越小。要有更多的产出。在占用和耗费一定社会劳动的情况下，生产的产品越多，经济效益就越大；反之，经济效益就越小。要符合社会需要。产品不仅要有高的质量和在品种、规格、花色、款式等方面适销对路，而且在数量上也必须与社会需求相适应；否则，就会积压，造成社会劳动的浪费，经济效益小、甚至没有或亏损。

此外，效益评估还可以根据不同行业发展需求进行，如电力、交通、医疗、农业、生态、能源等，其效益评估的目标、内容、方法等各有差异。也可以对某行业领域的具体项目进行有针对性的效益评估研究，如医院某医疗设备使用、药企某注射液生产销售、疾控中心某流感疫苗使用、某机构医疗信息化系统建设等，可根据不同目标对象、生产建设成本、销售利用效果、服务人群收益等方面内容进行效益评估。

二、对健康医疗大数据应用服务的效益进行评估应该遵循哪些原则?

健康医疗大数据应用服务，在国内还处于一个起步阶段，其建设应是一个不断完善的过程，包括健康医疗信息化基础设施水平不断改善，全体居民享有越来越充足、公平和可及的医疗公卫服务，可持续的大数据服务、运行和维护建设机制，以及健康医疗大数据应用服务能力不断提升，使服务提供方和使用方皆能收益并不断激励，形成可循环发展模式。其评价应遵循以下原则。

1. 必须具有合理的健康医疗需求 项目评估要服从国民经济和社会发展规划的要求，优先选择发展国民经济急需的项目。评估项目不仅要考虑项目的财务经济效益，更重要的是要考虑项目建成后的国民经济效益和社会效益，对于那些国民经济急需的、符合于人民利益需要的项目，即使其财务经济效益较差，也是可取的。

2. 讲求综合效益的原则 项目评估既要考虑经济效益，又要考虑社会效益；既要考虑近期效益，又要考虑远期效益；既要考虑内部效益，又要考虑外部效益。只有综合考虑，才能做出正确的评价。

3. 兼顾技术的先进性与经济的合理性　使有限的资金能取得最优的综合效益。

4. 坚持客观与合理的原则　项目评估要深入调查研究，进行科学的技术经济论证，从国家利益出发，提出科学的论断，使项目评估工作具有客观性、合理性，为投资决策提供可靠的依据。

5. 提供方与使用方兼顾　健康医疗大数据应用服务，是对已有医患服务模式的升级和再利用，其效益评估不仅要考虑到对医院医疗、管理能力方面的提升，还需考虑对患者医疗质量、诊疗费用、就诊体验方面的提升。

6. 院内与院外互联互通水平兼顾　医院内部信息系统数据打通融合，院外区域卫生信息系统数据打通融合，两者都是健康医疗大数据的核心来源，是其应用服务能力的重要基础。效益评估需考虑服务的基础数据互联互通水平。

7. 定量与定性相结合　定性指标便于理解，定量指标便于衡量。评估健康医疗大数据应用服务，应遵循定量与定性相结合的原则，以定量指标评价为主。

8. 静态与动态相结合　静态评价相对稳定，而动态评价着眼发展。静态评价标准恒定，便于操作，但随着健康医疗信息化不断发展，患者及健康人群的服务需要也不断提升，因此评估健康医疗大数据应用服务是一个不断发展变化的工作，应遵循静态与动态相结合的原则，不断根据实际情况对评价的指标、方法进行调整和优化。

三、如何构建合理的效益评估指标体系？

健康医疗大数据应用服务的效益评估，其指标体系建立可划分为建设水平、数据水平、业务水平、服务水平、实用水平等方面内容，并根据具体评估需求进行指标选取及权重设置。

建设水平包括：目标规划，是否合理；机构设置，运行部门是否独立及专人负责；人力组织，部门规模及分工是否合理；资金投入，每年固定投入经费额度；基础设施，是否有专业服务器及软件等指标。

数据水平包括：共享来源，是否电子病历、医保记录、电子健康档案等；智能设备，是否具备血压、血糖、心率、体温、呼吸、睡眠等智能设备数据；数据标准，是否采用国际、国内、行业数据标准规范等指标。

业务水平包括：涉及公共卫生、计划生育、医疗服务、健康保障、药品管理、综合管理等方面一个或多个服务的指标。

服务水平包括：软件算法性能、方便性、易用性、及时性、专业性、可靠性、实用性、权威性、智能性、隐私保护等方面指标。

实用水平：是否具有实际推广价值、是否符合现阶段医疗情况的需要、是否缓解现有医疗资源的紧缺情况、是否提升医疗诊断的质量和效率，以及实际增益情况与其构建成本的关系、总资产报酬率、销售获利率、净资产收益率等方面指标。

权重设置可采用德尔菲法或专家访谈法。德尔菲法又名专家意见法或专家查询调查法，是依据系统的程序，采用匿名发表意见的方式，即团队成员之间不得互相讨论，不发生横向联系，只能与调查人员发生关系，以反复的填写问卷，以集结问卷填写人的共识及搜集各方意见，经过几轮征询，使专家小组的预测意见趋于集中，最后做出预测结论。专家访谈法，就是研究性交谈，是以口头形式，根据被询问者的答复搜集客观的、不带偏见的事实材料，以准确地说明样本所要代表总体的一种方式，是通过研究者与被调查对象面对面直接交谈方式实现的，具有较好的灵活性和适应性。

四、如何顺利地实施效益评估?

各机构开展实施健康医疗大数据服务的效益评估时,需考虑以下几点。

1. 制定项目评估政策　明确项目评估的目标,项目实施是一个动态过程,通过对信息的分析得出项目的发展趋势后,不断将数据信息融入项目管理目标中;对项目的相关信息进行全面分析,单独筛选出支撑管理类数据,再进一步优化和完善评估方案;在制定管理政策时,要借鉴与项目相关的国家、行业与企业政策法规,使得管理政策更加趋于完善。

2. 实施项目效益评估　运用大数据能力综合历史以往的所有项目数据进行横向、纵向分析,评价项目效益,调整项目管理方式,确保项目效益最大化。基于项目的大量数据,构建效益评估体系与模型,对项目管理过程与管理方案进行宏观评估与微观评价。宏观评估应根据项目实际情况,明确科技研究中不同项目的宏观效益,评估效益规模。在评估微观价值中,要重点关注项目所在行业与企业,重点分析项目管理的经济价值、技术价值和市场价值。

3. 项目评估的外围管理　在科技项目管理中,外围管理的内容极为丰富，内容涉及技术人才资源、专家评审团队等，由于科技项目中有大量的专家信息和数据库，利用大数据分析来提高项目评估，合理进行费用预算评估和投资，整合人才资源和技术，给出项目评估参考数据，辅助提高外围管理水平。

五、效益评估结果如何解读？

医疗健康大数据服务的效益评估，是对整个项目运行情况的全面把控与分析，其评估结果对项目的开展实施具有重要参考价值。

第一，正确认识项目开展现状，全面分析查找问题，找出目前影响健康医疗大数据服务效益的关键所在，在建设水平、数据水平、业务水平、服务水平、实用水平找差距，提出相应整改建议。

第二，根据效益评估结果，邀请行业专家讨论，进行健康医疗大数据服务方案调整及论证，优化项目组织管理形式，加大系统建设投入，提高数据整合能力，提升服务质量，增强系统实用水平。

第三，根据党和国家政策要求，结合健康医疗大数据服务开展情况，建立评估专家小组，利用大数据分析建模，及时发现发展中的新问题，动态调整效益评估指标体系，使之更好地促进健康医疗大数据服务的开展，满足人民群众日益增长的健康需求。

李敬华，医学博士，副研究员，硕士研究生导师。中国中医科学院中医药信息研究所大健康智能研发中心主任，全国中医药创新骨干人才。

参考文献：

[1] 黄汉江. 投资大辞典 [M]. 上海社会科学院出版社，1990:715.

[2] 程雪松. 医院信息互联互通标准与院内标准的融合实践 [J]. 福建电脑，2019,35(08):77-79.

[3] 魏东海，姚红，叶广锋. 临床路径评价视角与原则选择 [J]. 中国医院，2011,15(12):27-29.

[4] 尚丽维. 在线医疗社区信息交互关系网络关键节点影响力研究 [D]. 吉林大学,2020.

[5] 徐蔼婷. 德尔菲法的应用及其难点 [J]. 中国统计，2006(9):57-59.

[6] 敖勇平. 健康医疗大数据的现状及应用场景探索 [J]. 电脑知识与技术，2018, 014(006):1-2.